Découvrez l'histoire par les archives de presse

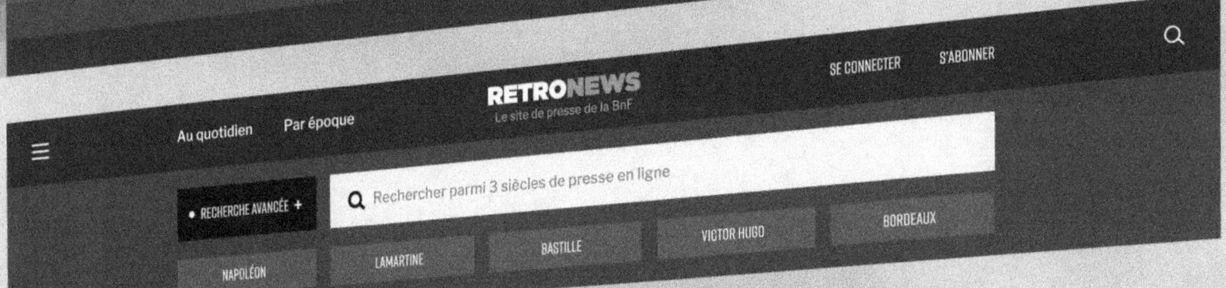

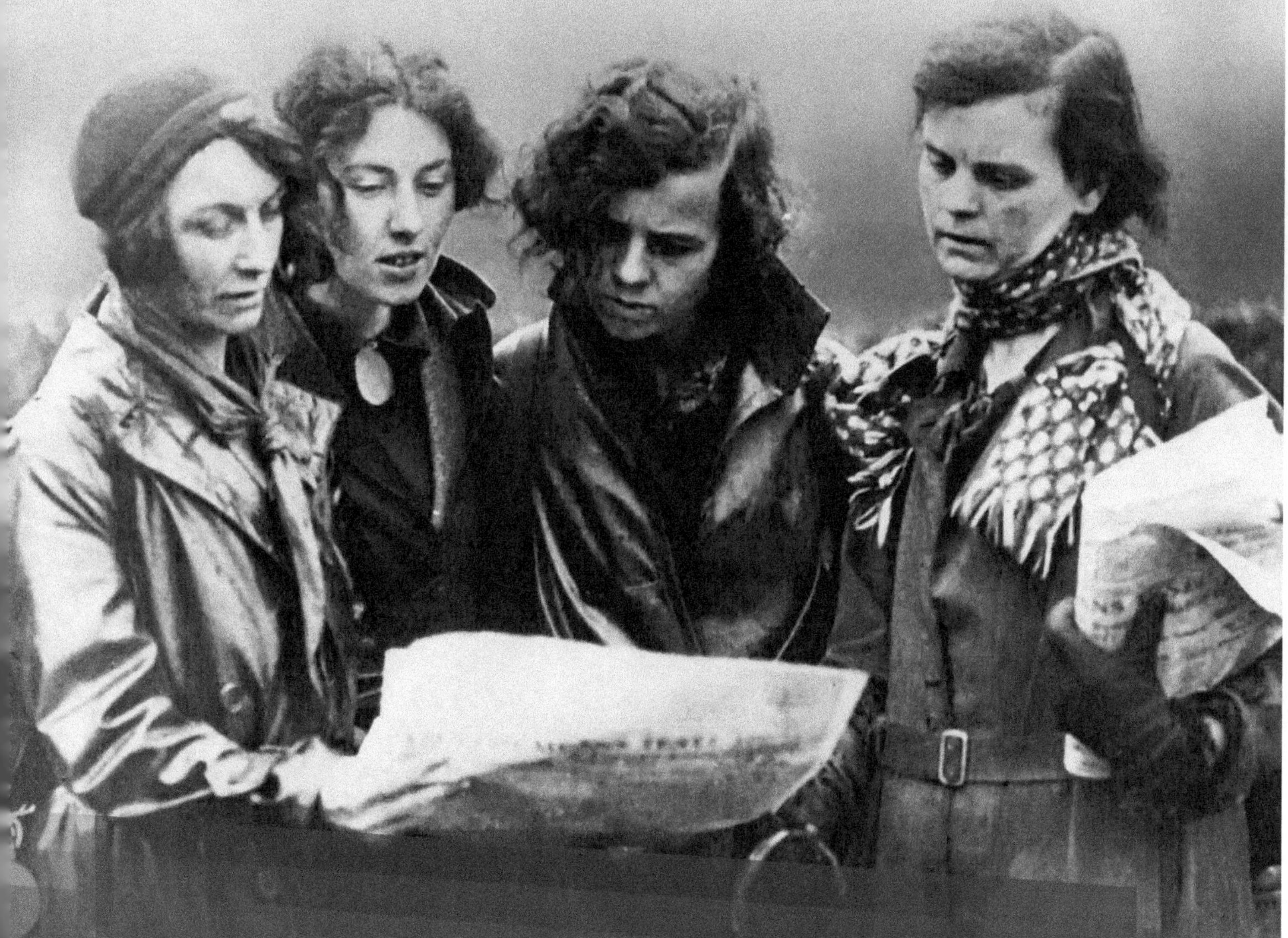

RETRONEWS
Le site de presse de la BnF
www.retronews.fr

N° 1. Première année.   Janvier 1883.

REVUE FRANÇAISE
D'ÉLECTRO - HOMÉOPATHIE
MÉDECINE NOUVELLE
Du comte MATTEI

DIRECTEUR : M. LE Dr LA BONNARDIÈRE.

La REVUE paraît à la fin de chaque mois.

SOMMAIRE DU N° 1.

ON S'ABONNE EN FRANCE, A :

NICE. — *Au dépôt général du comte Mattei, rue Gioffredo, 40.*

GRENOBLE. — *A la Direction du Journal, place des Tilleuls, 3;*

   A l'imprimerie Gabriel Dupont, rue des Prêtres, 1.

LYON. — *Chez M. X. La Bonnardière, rue St-Joseph, 20.*

PRIX DE L'ABONNEMENT

UN AN......... **7** FR. | SIX MOIS.... **3** FR. **50**

GRENOBLE
IMPRIMERIE GABRIEL DUPONT, RUE DES PRÊTRES, 1
1883

REVUE FRANÇAISE

D'ÉLECTRO - HOMÉOPATHIE

MÉDECINE NOUVELLE

Du comte MATTEI

DIRECTEUR : M. LE Dʳ LA BONNARDIÈRE.

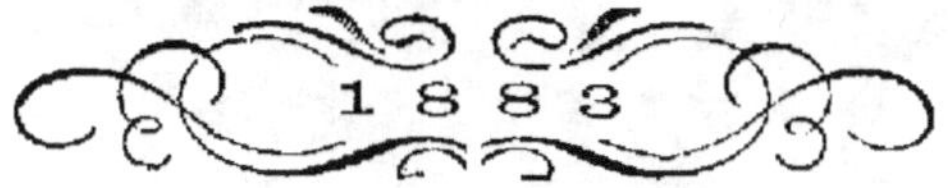

GRENOBLE

IMPRIMERIE GABRIEL DUPONT
Rue des Prêtres, 1

1883

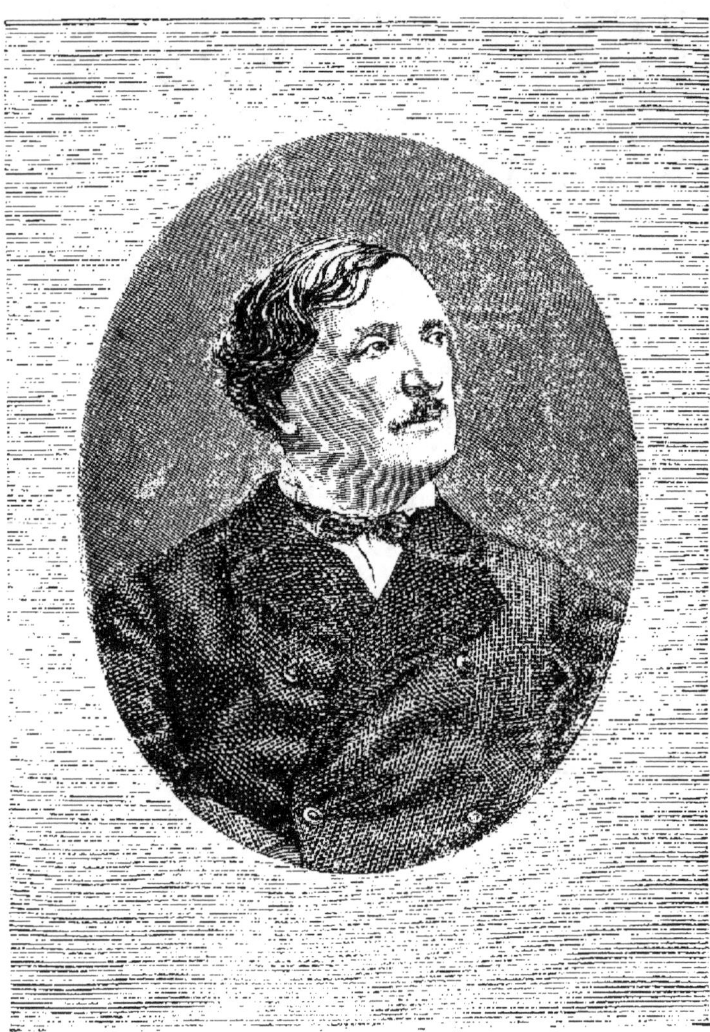

REVUE FRANÇAISE

D'ÉLECTRO·HOMÉOPATHIE

IDÉE PRÉSENTE DE LA MÉDECINE NOUVELLE

Les idées géniales qui doivent transformer la face et changer les solutions des grands problèmes humains, tels que la vie et la mort, la maladie et la santé, arrivent, malgré tout, à leur heure et à leur but, grâce à ces hommes rares, véritables délégués de la Providence à travers le monde et à travers les siècles. — Aussi ne faisons-nous pas de retour amer sur le passé, aussi sommes-nous sans crainte sur l'issue de la lutte, à laquelle nous avons d'abord pris part comme simple volontaire ou franc-éclaireur d'avant-garde, avant d'y prendre un commandement reconnu ; aussi, dans ce poste d'honneur qui nous a été confié, attendons-nous, plein d'espoir, qu'un avenir prochain marque la fin des hostilités déclarées, ou de la conspiration du silence, et le triomphe avéré des théories positives et des méthodes nouvelles en médecine et en thérapeutique, que nous avons mission, moins de défendre — les faits indiscutables y suffiront amplement — que de développer, de propager, de populariser, dans cette *Revue française d'Electro-homéopathie.*

Son titre dit assez sa raison d'être : c'est l'œuvre d'une société de médecins et de publicistes qui se proposent de travailler, par un organe périodique rédigé dans un esprit français, et dont l'utilité pratique a été reconnue par M. le comte Mattei, qui en a encouragé le premier la création sous son haut et bienveillant patronage, à la diffusion de sa doctrine et de sa méthode expérimentale progressive de *la médecine qui guérit*, dans notre chère France, où elle a, dès ses débuts, acquis ou conquis tant de disciples et d'amis, dont le nombre va croissant tous les jours, avec la renommée et la notoriété de ses succès pour la guérison des maladies les plus diverses, même de celles réputées incurables, non sans raison, par la médecine classique.

Elle doit préparer les voies à la fondation d'un *Institut libre d'Electro-homéopathie*, en ralliant autour du vénérable auteur de la *Science nouvelle*, toutes les personnes qui prendront à cœur de contribuer, par une propagande active et éclairée, par des études ou des travaux sérieux dans cette voie, à la popularisation de la médecine nouvelle, en la faisant pénétrer dans l'opinion publique et la pratique générale.

Nous traversons une phase des plus émouvantes et des plus grandioses de la lutte du bien et du mal dans l'humanité ; c'est donc vraiment l'heure psychologique où doit intervenir un génie bienfaisant.

Nous vivons, depuis près d'un siècle, en état de révolution permanente en politique, de commotions, de crises, de convulsions, de nivellements et d'effondrements sociaux, en même temps que de découvertes et d'inventions scientifiques et industrielles, où l'audace surhumaine le dispute au merveilleux et à l'inouï. Le contre-coup, pour mieux dire, le choc en retour de toutes ces causes accumulées et simultanées, n'a pu manquer de retentir et dans la vie sociale et dans la vie individuelle, sur les masses comme sur les familles, et sur chacun des membres qui les ont composées, aussi bien que sur la *science de l'homme* et sur la médecine en particulier, qui devrait être, avant et par-dessus tout, *l'art d'entretenir la santé et de guérir les maladies.*

Notre siècle, qu'on aurait pu dénommer à bon droit, jusque vers la fin de sa première moitié, *le siècle de la vapeur,* semble être devenu, depuis lors, *le siècle électrique* par essence. — *Tout électricité, électricité partout, tout par l'électricité !* telle pourrait être sa caractéristique actuelle et sa devise, en attendant vraisemblablement que ce prestige fasse place lui-même à celui de l'électro-magnétisme.

Quoi qu'il en soit, nous appartenons à une génération singulièrement affinée et civilisée à l'excès, mais, partant, névrosique et émotive par excellence, fréquemment entachée d'anémie ; et si, comme c'est notre conviction et celle de la plupart des médecins généralisateurs, nos contemporains, l'électricité naturelle, sous quelques-unes de ses modalités phénoménales, constitue la cause efficiente et le principe de la vie hémato-nerveuse dans l'organisme humain, faut-il donc s'étonner que, depuis près de cent cinquante ans déjà, tant de médecins observateurs et chercheurs aient cru pouvoir attribuer à cette immense force universelle le principe actif et continu de la vie organique chez l'homme, comme dans l'animal et dans le végétal, et qu'ils aient, dès lors, cherché à appliquer ces divers modes d'agir de l'électricité, successivement découverts, à l'entretien de la vie et de la santé, mais surtout à la guérison de nos maladies ?

D'ailleurs, par suite des agitations politiques et sociales, de l'entraînement des masses, du croisement universel des races humaines, des vicissitudes de fortune des familles et des individus, des surexcitations et des exaltations passionnelles de la vie, enfiévrée à outrance ; par suite de l'instruction générale qui, sous couleur d'élever le niveau des intelligences et d'égaliser les facultés de tous, n'entraîne à peu près partout qu'une égalité morbide d'instincts ambitieux et d'insatiables appétits, nos maladies se sont presque toutes réparties en ces deux immenses classes d'affections endémiques, épidémiques et contagieuses par imitation, des *névropathies* et des *nosohémies* (maladies du système nerveux et du sang), qui gagnent de proche en proche, et de quart de siècle en quart de siècle, toutes les générations modernes.

Ne devons-nous donc pas plutôt nous applaudir et nous féliciter de cette tendance des plus grands et les meilleurs esprits en matière d'hygiène préventive et de thérapeutique, à s'efforcer de saisir et de maitriser ce fluide électrique réputé non moins instable qu'incoercible pour le mettre à la merci, au service de l'art de guérir ces affections actuelles et générales, les unes aussi capricieuses et décevantes dans l'instantanéité de leurs apparitions que protéiformes dans le cycle de leur évolution (névropathies, névroses, etc.), les autres aussi désespérantes dès qu'elles se laissent reconnaître à face découverte que fatales dans leur inéluctable dénouement (cancers, tubercules, phtisie, dégénérescences de toute sorte, etc.).

Puissent donc, — ce doit être le double vœu de quiconque aime ses semblables et aspire de cœur et d'âme au progrès par la liberté,—puissent toutes ces agitations révolutionnaires de notre temps troublant et troublé, aboutir à des constitutions nationales appropriées au tempérament de chaque peuple, pour assurer sa vigueur et sa vitalité ! Puissent les découvertes, les inventions, les idées scientifiques et les conceptions hardies de nouveaux Prométhées, aboutir à l'avènement bienheureux de la véritable *médecine de l'avenir !*

Cette *science nouvelle*, cette *médecine de l'avenir*, cette *médecine qui guérit* au lieu de se borner à une *stérile méditation sur la mort*, il y a tantôt vingt ans qu'un homme, réunissant l'illustration de la naissance à celle du travail et du savoir, d'une bonne foi aussi entière que sa conviction, nous pourrions dire son énergique obstination à défendre contre toute force humaine ses idées et son œuvre herculéenne, proclamait l'avoir découverte et la démontrait par des preuves sans réplique, palpables et visibles à quiconque voulait voir de ses yeux et toucher de ses mains les malades accourant par milliers dans son palais de Bologne, plus tard à l'hôpital Sainte-Thérèse à Rome, et qui s'en retournaient guéris de maladies les plus diverses, réputées les plus incurables, en criant au miracle! Et cela s'est passé durant des années dans ces deux grandes villes savantes de la vieille Italie, Bologne et Rome, en présence de centaines de personnes de toute condition et de toute compétence pour apprécier ces faits merveilleux et en témoigner, devant l'opinion publique, devant la presse, comme devant le monde scientifique, depuis des ambassadeurs, des diplomates, des journalistes, des médecins, des compatriotes et des étrangers, des savants et des ignorants, des croyants et des sceptiques, jusqu'aux foules populaires qui voyaient là des miracles de saint Antoine de Padoue. Tout cela, ce n'est pas de la légende, — car ainsi qu'il l'a dit lui-même dans une courte auto-biographie, sans phrases, « la légende n'est plus de mise au siècle du télégraphe, » — c'est de l'*histoire* que nous n'avons pas la prétention de refaire ici, de crainte de l'affaiblir, quoique nous en ayons recueilli les documents et les traditions vivantes, sur les lieux mêmes, de plusieurs témoins oculaires.

Qu'il nous suffise de rappeler que la *Médecine nouvelle*, en moins de vingt années d'existence, a fait déjà le tour du monde entier, rencontrant partout, comme toute idée neuve et hardie, des adeptes et des détracteurs par milliers. C'est assez pour affirmer hautement que cette œuvre d'immense portée, d'un homme de génie et d'un homme de bien, — tranchons le mot, d'un génie chrétien, — restera, grandira, triomphera pour le bénéfice de l'humanité, *malgré tout.*

D^r La Bonnardière.

L'ÉLECTRO-HOMÉOPATHIE

Du Comte MATTEI de Bologne

DEVANT LE PARLEMENT ITALIEN

I

Personne aujourd'hui ne peut ignorer, hormis les incrédules de profession, les envieux et les sectateurs toujours immuables des vieilles écoles, quels avantages l'humanité a déjà retirés de l'Electro-Homéopathie. En Angleterre, en France, en Espagne, en Allemagne, en Russie, en Italie, dans toute l'Europe, cette science, que nous pouvons bien appeler la *Science nouvelle*, a opéré des cures merveilleuses. Nous ne saurions énumérer les prodiges qu'elle a déjà accomplis ; ce sont, d'ailleurs, des faits universellement connus. Partout où elle a pu se soustraire aux ignorants, échapper aux prises de gens mal intentionnés, ou ennemis de toute découverte, on a constaté ses résultats brillants, ses bienfaits indiscutables.

Qu'il suffise de citer un exemple. L'Ecole supérieure de pharmacie de Paris s'est crue obligée d'admettre les remèdes électro-homéopathiques du comte Mattei dans la catégorie des remèdes homéopathiques et a conseillé au gouvernement de la République d'en accorder la libre entrée en France. Elle s'y est trouvée contrainte par l'évidence et entraînée par l'opinion publique. Cet aveu explicite et formel, par lequel elle reconnaît l'efficacité incontestable et étonnante de ces remèdes, n'est-il pas la plus claire des révélations ? On connaît l'aversion légendaire de la pharmacie et de la médecine pour des inventions qui ressemblent de si près à des révolutions :

elles leur résistent, elles les combattent sans relâche. Comment, dans ces conditions, expliquer cet acte solennel par lequel la France, s'inclinant devant les résultats acquis, reconnaît pour bonne et salutaire la médecine électro-homéopathique ? Il faut bien avouer que c'est à cause de son utilité plus qu'évidente, de son efficacité démontrée par les faits, des services qu'elle a rendus, et du bon marché de ses remèdes, que la France a donné à l'Electro-Homéopathie ce témoignage éclatant de son approbation et prié le gouvernement de se montrer libéral à son égard.

Un tel triomphe, si grand par lui-même , prend des proportions véritablement énormes, si l'on songe que l'Electro-Homéopathie ne compte que vingt ans d'existence. Et qui pourrait dire cependant tout ce qui a été fait pour en fausser les principes, pour jeter le discrédit sur elle ? Combien l'ont calomniée, qui voulaient en acquérir la jouissance et le profit ! Or, malgré vingt ans de malveillance, de falsifications et d'escroqueries, elle triomphe, rien n'a pu prévaloir contre elle.

L'Electro-Homéopathie n'en fut pas arrêtée dans sa marche progressive , elle brilla d'un éclat nouveau. Les détracteurs eux-mêmes en furent éblouis, et l'aveu de l'Ecole française les réduisit au silence ; la boue qu'ils avaient voulu jeter à la face de la *science nouvelle* rejaillit sur eux ; ils voulaient l'enterrer sous la calomnie , ils ne réussirent qu'à s'avilir eux-mêmes. Mesmer a découvert le magnétisme animal ; Hahnemann a posé les bases de la doctrine homéopathique ; Priessnitz a fondé l'hydrothérapie ; le comte César Mattei est le célèbre inventeur de l'Electro-Homéopathie. L'Italie en est heureuse et fière ! Que faisaient cependant les ignorants et les intéressés ? Ils imaginaient la calomnie la plus odieuse, si elle n'eût été la plus stupide et, disons le mot, la plus grotesque ; ils accusaient le comte de charlatanisme ! Et cela en présence de son immense fortune et de sa charité proverbiale.

L'Electro-Homéopathie est bien une science nouvelle ; elle a réellement pour objet de régénérer l'organisme en revivifiant le sang. Elle diffère de l'homéopathie ; les deux sciences ne se ressemblent que par le petit volume des remèdes. Le comte Mattei veut que son secret ne soit dévoilé qu'après sa mort ; mais ce secret a fait ses preuves ; il est fondé sur une théorie scientifique, rationnelle et intrinséquement reconnue en Europe ; aurait-il pu, sans cela, résister à vingt ans de lutte acharnée ? Cependant le comte Mattei, paisible châtelain de la Rocchetta, invulnérable aux méchancetés des hommes, attend avec calme la diffusion de son système médical. Possesseur d'une fortune considérable, il a assumé une œuvre essentiellement humanitaire et philanthropique ; il donne du pain aux rudes enfants de la montagne, qui sont toujours sûrs de trouver en lui, en même temps qu'un médecin, un protecteur généreux. Aussi la Rocchetta est-elle devenue un lieu de continuels pèlerinages; tous veulent connaître le Comte ; de sorte que la confiance qu'il s'est acquise et qu'il a acquise à son invention est désormais, on peut le dire, universelle. Discuter ou dénigrer son œuvre ne peut plus être aujourd'hui qu'une entreprise ridicule.

Le principe fondamental de l'Electro-Homéopathie, comme toute vérité, est d'une parfaite simplicité. Toutes les maladies proviennent d'une altération des vaisseaux blancs et de la lymphe, ou d'une altération des vaisseaux sanguins qui affecte les veines et les artères, ou enfin d'une altération simultanée des deux systèmes. Or, à ces trois causes auxquelles se rattachent toutes les maladies, on oppose trois remèdes correspondants : *l'antiscrofoloso, l'antiangioitico, l'anticanceroso.*

Voilà, en résumé, la science nouvelle. Au moyen de ces trois remèdes principaux, et de quelques autres secondaires qui s'y rattachent, on combat et on guérit toutes les maladies, pourvu qu'on ne se trouve pas en présence d'un système désorganisé au point de résister à toute tentative humaine ; dans toute autre condition, la guérison est infaillible.

Dans cette médication, entrent des liquides avec actions électriques ; ils aident aux cures internes, *le rouge* avec action positive, *le jaune* avec action négative ; *le blanc* est toujours efficace et bienfaisant, *l'angioïtique* sert aux sanguins. Si l'on songe aux brillants résultats obtenus, officiellement constatés, on aura grand'peine à s'expliquer que la plupart des médecins tiennent à se montrer sophistes, ergoteurs, médecins à la façon de ceux de Molière ; on se verra dans la nécessité d'avouer que la science nouvelle du comte Mattei constitue en médecine un véritable progrès. La matière médicale qu'il emploie est véritablement curative. Les effets en sont souvent instantanés comme l'électricité, inoffensifs, puisque les spécifiques sont extraits de végétaux doués de propriétés électriques ; ils tendent à combattre la cause et les principes générateurs des infirmités, de sorte qu'une fois vaincues, celles-ci ne se reproduisent plus. Voilà les faits ; il faut s'incliner devant l'évidence. Le principe électrique, joint aux lois des semblables, constitue la science nouvelle, l'Electro-Homéopathie.

(A suivre).

Traduit de l'Italien par Mlle GHIRELLI.

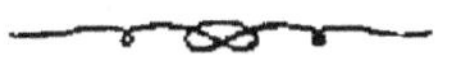

Note. — Au mois de décembre 1882, M. le Comte Mattei écrivait à l'un de ses correspondants, à Stockholm : « Je vous prie de vous tranquilliser, car ma découverte a déjà été confiée à l'Institution la plus civilisatrice du monde ».

LE COMTE MATTEI RACONTÉ PAR LUI-MÊME

Depuis *plus de* vingt ans, je travaille à répandre ma découverte ; j'ai raison de croire qu'à ma mort je l'aurai assurée au monde entier.

Ma mort, tant de fois ébruitée,... n'est pas encore un fait accompli. Je ne suis pas non plus un mythe ; ceux qui le disaient, naguère encore, oubliaient donc que la mythologie n'est plus de mise au siècle du télégraphe.

Je ne suis qu'un simple mortel, mais je compte au nombre des *réalités* ; j'appartiens, depuis *plus de* soixante-dix-ans, au XIX⁰ siècle.

Ma patrie est Bologne ; je n'en sortis jadis que pour voyager ; je m'y trouvais aux jours de l'enthousiasme universel, en 1847 ; j'y ai occupé des charges publiques; j'ai accompli des missions d'Etat ; j'ai été honoré du mandat de représentant au Parlement Romain.

Quand je compris que j'aurais pu gêner les hommes aux hautes visées dans la politique, moi qui n'avais qu'une foi et un serment, qui n'avais pas arboré de drapeau, qui n'étais pas descendu dans la rue, je quittai spontanément une position assez élevée, pour rentrer dans la vie privée.

Du fond de ma retraite, j'ai suivi les événements politiques sans oublier un instant le respect des hommes, des lois et de la morale surtout.

Je n'avais, jusque-là, jamais rêvé de faire de la médecine ; c'était pourtant la mission réservée aux derniers jours de ma vie. J'ai commencé tard, et, pourtant, ce que je vois depuis vingt ans m'autorise à croire qu'au dernier de mes jours j'aurai achevé une révolution dans la médecine.

Je laisse au monde non pas un système de médecine,

je laisse *la médecine*, qui, après vingt-cinq siècles, était encore à trouver..... La simplicité, en toute chose, est le cachet de la vérité ; pour la science nouvelle, sa simplicité en est aussi le contrôle et la démonstration, car tout homme, ici, peut mettre à l'épreuve la vérité et la réalité des effets. C'est ce qui me fait dire que la science que j'établis fait une révolution, et qu'elle est certainement *la médecine de l'avenir*.

..... Rebutée par la science officielle, ma médecine s'est tournée vers le peuple. Le peuple seul a le sentiment de l'avenir et l'intuition du vrai. Toutes les questions sociales, depuis un siècle, viennent de lui.... Le peuple fera la révolution, une révolution qui n'a pas besoin d'armes, qui ne versera pas de sang, qui ne renversera rien, pas même *la médecine des palliatifs*, car elle se trouvera renversée par son impuissance à se tenir debout, en face de *la médecine qui guérit*.....

A présent, je laisse l'histoire, car je n'ai qu'une tâche, celle d'assurer au monde la connaissance entière de l'électro-homéopathie et la pureté des remèdes..... Ma découverte est désormais livrée au peuple ; elle se répand et se répandra encore..... J'ai travaillé déjà beaucoup pour l'établir ; je travaillerai encore les jours qui me restent, pour assurer MON LEGS A L'HUMANITÉ.

Extraits de l'*Introduction à l'Electro-homéopathie* (1ʳᵉ et 2ᵉ éditions françaises du Comte Mattei, 1879 et 1880).

PROGRAMME DE LA REVUE

Entre toutes les sciences modernes qui comptent, dans la presse française et étrangère, des organes périodiques d'études spéciales, de travaux originaux ou d'érudition, de diffusion ou de vulgarisation, les sciences médicales se sont signalées depuis quelques années par le nombre, le luxe et l'émulation laborieuse , on pourrait dire la concurrence professionnelle des publications de tout genre et de tout format qui en représentent les physionomies diverses. Les méthodes thérapeutiques qui prétendent au titre de médications nouvelles, se sont placées au premier rang et se sont montrées les plus ardentes dans cette course à la notoriété et à la popularité.

Il n'était que juste que l'Electro-homéopathie, science nouvelle, constituée par le comte Mattei, qui possédait déjà un *Bulletin* ou *Moniteur* des doctrines du châtelain de la Rocchetta, édité en Italie, trouvât dès à présent un écho transalpin en France, où elle s'est fait en quelques années tant de disciples et d'amis, plus nombreux de beaucoup qu'on ne saurait l'imaginer, d'après le silence inconscient ou affecté de la presse politique, trop occupée ailleurs, et de la presse scientifique, malveillante ou distraite.

Il était bon qu'une Société d'hommes animés du sentiment généreux et philanthropique de faire du bien et de rendre un service signalé à cette multitude de curieux et de clients par instinct d'une médecine qui guérit ou qui, du moins, soulage sûrement, leur procurât à la fois l'occasion et les moyens de se compter, de s'éclairer, de s'instruire et de s'édifier par l'expérience d'autrui et par leur expérimentation personnelle, sur les vrais principes de la nouvelle méthode thérapeutique et sur les applications opportunes et précises d'une *matière médicale toute nouvelle*.

Ils trouveront tout cela, nous osons le leur faire espérer, dans la *Revue française d'Electro-homéopathie*, dont l'idée première semble avoir été inspirée par la noble devise de Geoffroy-Saint-Hilaire : « *Utilitati* », c'est-à-dire *pour le bien et l'utilité de tous*.

Pour répondre à cette idée humanitaire en vue de ce bien précieux, dont l'homme, d'après Leibnitz, « *doit se préoccuper le plus après la vertu : la santé* », la

Direction de la *Revue* doit, avant tout, exposer en toute sincérité à ses futurs abonnés et lecteurs, les principes et le plan qu'elle croit devoir adopter pour rendre aussi intéressante que profitable à eux et à leur entourage, cette publication mensuelle.

Ses principes bien arrêtés, nous allons les résumer en quelques mots :

La *Revue française d'Electro-homéopathie* sera l'organe d'une Société fondée sous l'inspiration et le haut patronage du Comte Mattei, de Bologne, en vue de la création d'un *Institut libre d'Electro-homéopathie*, et de la diffusion de sa doctrine de *Médecine nouvelle*, à l'exclusion de toute autre doctrine médicale, dans un but essentiellement pratique de propagande pacifique, par l'*exposition historique et progressive des faits qui la confirment*, en dehors de toute polémique irritante et de toute discussion passionnée et stérile.

Elle n'a que cette prétention modeste, mais consciente, d'être utile à la nombreuse clientèle française d'amis anciens et nouveaux du nouvel art de guérir ; elle n'aspire, dès ses humbles débuts, ni même plus tard, à être ou devenir une Revue générale de *thérapeutique*, non plus que de physiologie ou de pharmacologie.

Elle s'adressera à tous les hommes de bonne foi, de bon sens et de réflexion qui voudront l'étudier, le connaître, l'expérimenter et le pratiquer dans la mesure de leur compétence et de leur savoir, sans parti pris d'avance ; mais elle ne dissimulera à aucun d'eux que dans les maladies véritables, plus ou moins graves, qui peuvent les atteindre, eux ou les personnes qui leur sont chères, le meilleur guide pour les soigner sera toujours un médecin expérimenté et consciencieux, ayant fait ses preuves dans la pratique de cette médication nouvelle. Et, de grand cœur, on peut souhaiter que le nombre, encore trop réduit de pareils médecins, s'accroisse tous les jours, avec celui des clients dont ils ne sauraient manquer, à coup sûr.

Dans le cadre spécial, assez large toutefois, qu'elle s'est tracé, la Direction de la *Revue* s'empressera d'accueillir avec une cordiale sympathie la collaboration des hommes d'études spéciales, des médecins surtout qui voudront bien lui apporter le concours de leurs recherches, de leurs travaux, de leurs observations personnelles et de leur autorité respectée et reconnue, sous la réserve expresse du choix à faire entre tous ces documents, et de la préférence à accorder à ceux qui concorderont le mieux avec l'objectif bien défini de la *Revue*.

Le deuxième numéro exposera en détail le plan d'études, d'observations, de variétés, de documents de toute sorte qui formeront les éléments de cette publication mensuelle, et qui, nous aimons à l'espérer, répondront aux désirs de chacun de nos abonnés et lecteurs.

La Direction.

Le tirage des prochains numéros de la *Revue* devant être proportionnel au nombre des abonnés, nous ne pouvons qu'inviter les personnes qui auraient l'intention de prendre un abonnement à la *Revue* et qui tiendraient à posséder la collection entière, à nous faire parvenir leurs demandes avant le 15 février prochain avec le montant de leur abonnement.

Les 1,000 premiers abonnés à la première année de la *Revue* recevront, *à titre de prime gratuite*, le *Nouveau Guide pratique de l'Electro-Homéopathie* du Cte Mattei, en adressant leur demande d'abonnement.

L'Administration de la Revue.

REVUE FRANÇAISE
D'ÉLECTRO-HOMÉOPATHIE

APPROBATION DE M. LE COMTE MATTEI

Notre excellent ami et collaborateur, M. le Commandeur Ghirelli, associé de la maison J. Vigon et Cᵉ, de Nice, vient de recevoir la lettre suivante que nous publions avec le plus grand plaisir :

« De la Rocchetta, le 12 février 1883.

« Cher Commandeur Ghirelli.

« J'ai reçu le premier numéro de la *Revue Française*, dirigée avec votre collaboration, par M. le Dʳ La Bonnardière, je le trouve bien et vous autorise à publier que cette Revue a mon entière approbation.

« MATTEI. »

Que nos honorables correspondants et nos excellents et diststingués confrères et amis de France et de l'étranger, en particulier, que nos gracieuses correspondantes qui se font les missionnaires zélées de la médecine nouvelle veuillent bien agréer nos remerciments sincères et collectifs, dans l'impossibilité où nous sommes de répondre à tous et à toutes, pour leurs adhésions, leurs félicitations bienveillantes et leurs encouragements qui sont la première récompense de notre initiative.

LA DIRECTION.

PLAN DE LA REVUE

Après l'exposé du programme que nous nous sommes tracé et dans le cadre bien défini mais largement compréhensif duquel nous entendons nous tenir et nous mouvoir à l'aise, le plan de publication que nous devrons suivre dans la *Revue* va de soi ; il nous est imposé par son titre et par sa devise : « *Veritati, Utilitati* ».

La *Revue Française d'Electro-Homéopathie* doit être un *Catéchisme* pour les néophytes, un *Guide manuel* pour les adeptes déjà initiés à la science nouvelle, un *Répertoire d'observations* pour les médecins et une clinique ouverte à tous les praticiens de la thérapeutique nouvelle, enfin un Bulletin français de tous les progrès de l'électro-thérapie vitaliste, basée sur les découvertes du Comte Mattei.

Puissent nos lecteurs, à mesure qu'ils deviendront plus nombreux et qu'ils pourront, en toute connaissance de cause, nous apprécier à l'œuvre, nous rendre ce témoignage que nous aurons fait tous nos efforts pour répondre pleinement à notre devise ; puissent-ils, si nos visées ne sont pas trop ambitieuses, y ajouter cet autre témoignage enviable, que nous serons parvenus à leur plaire en même temps qu'à leur être utiles !

Unité du but à poursuivre et variété dans les moyens de les conduire pas à pas, progressivement, mais sans revenir en arrière, à ce but qui doit être la connaissance vraie, entière, positive et convaincue de la *médecine nouvelle*, par le développement historique de ses origines, de ses débuts, de ses tâtonnements, de ses vicissitudes, de ses succès et de ses revers, de ses ressources et de ses limites ; par l'étude technique et scientifique des notions générales d'anatomie, de physiologie, de biologie humaine, de matière médicale et de thérapeutique, qui sont nécessaires pour la bien comprendre dans ses applications les plus simples à l'entretien de la santé et à la guérison des maladies : voilà, condensée en quelques mots, toute l'économie de ce plan d'ensemble où chaque détail trouvera son tour, si nos lecteurs veulent bien nous faire un léger crédit de patience.

Il devra comprendre, par conséquent, plusieurs séries d'études, coordonnées pour un résultat unique, des instructions pratiques, des observations de maladies, des relations de guérisons, des indications de traitements, des correspondances de différents ordres, des documents, des renseignements divers, mais se rattachant tous, en somme, à l'objet essentiel et dominant de nos préoccupations et de nos aspirations communes.

Nous ne nous ferons faute, toutefois, d'insérer, quand l'occasion semblera opportune, à titre de distractions nécessaires et d'intermèdes récréatifs, entre les études sérieuses et techniques, parfois un peu arides, des articles de *Variétés* attrayantes, spécialement pour tous les faits qui auront trait à la nouveauté, à l'actualité, aux merveilles journalières de l'électricité dans ses rapports et ses applications plus ou moins directs avec l'électro-thérapie.

Car nous ne devons jamais oublier que l'Electro-homéopathie n'est, au fond comme dans la forme, qu'une branche toute nouvelle et déjà florissante et vivace de cette grande médecine de l'avenir, qui voit vrai, qui voit loin, qui voit bien, en s'efforçant de faire servir désormais les forces et les sources d'énergie de la nature à l'entretien de la vie, à la conservation et à la restauration de la santé, le plus précieux des biens terrestres de l'homme.

Et maintenant, à l'œuvre : *Go ahead, all right ! En avant, et tout droit !* à l'américaine, avec l'entrain français, car nous sommes tous pressés ; la route à parcourir est longue, elle sera parfois ardue malgré nos efforts pour en aplanir les obstacles, et nous ne devons, une

fois en marche, ni regarder ni retourner en arrière.
Que ceci soit bien entendu pour tous les retardataires,
les hésitants, les méticuleux à nous suivre, *à se dé-*
brouiller au besoin, et à *fare da se*, dans la voie ouverte à tous de la *médecine nouvelle*.

LA RÉDACTION.

DEUX PRÉDICTIONS A PROPOS DE LA MÉDECINE NOUVELLE

Ce n'est pas seulement de nos jours, ce n'est pas même
à partir de ce siècle que des plaintes, des récrimina-
tions, des protestations se sont élevées en masse contre
l'inanité, l'impuissance et le vain étalage des systèmes
aussi nombreux que contradictoires en médecine pratique, et qu'ont été formulées avec autant d'éloquence
que de découragement, par les voix les plus autorisées
et les plus illustres, les aspirations à une médecine qui
représente enfin *l'art de guérir* suivant les lois éternel-
les de la nature et de la Providence.

Dans ces années mêmes où Trousseau, notre grand
maître en thérapeutique, proclamait, dans une discussion fameuse, que la médecine devait être un *art* plutôt
qu'une *science* ; où, à défaut d'une thérapeutique de précision, que Claude Bernard, le véritable créateur de la
physiologie expérimentale, affirmait ne pas exister, un
grand nombre de médecins bien exercés à discerner les
réalités des illusions de la pratique professionnelle, cher-
chaient leur vraie voie dans l'*hygiène préventive et cu-*
rative, remise heureusement en lumière et en honneur,
voici ce que nous pensions et ce que nous écrivions, sans
prétendre au don de prophétie, à propos des *médications*
nouvelles.

Qu'on veuille donc bien nous permettre de reproduire,
en preuve de nos sympathies et de nos convictions ac-

quises de longue date aux mêmes idées novatrices et de
notre intuition constante de la médecine de l'avenir, la
première de nos conférences à ce sujet, qui fut publiée
dans le numéro du 15 juillet 1866 (la date est à retenir), du
Courrier d'Arcachon ; nous étions alors chargé de rédi-
ger la partie médicale de ce journal, sous la direction
d'un publiciste girondin, qui administre aujourd'hui,
comme préfet, l'une des premières villes de France.

----

* Dans les sciences comme dans les arts, dans le commerce comme dans l'industrie , c'est-à-dire dans toutes
les branches et les rameaux subdivisés des connaissances théoriques, aussi bien que dans la réalisation technique de leurs applications au progrès matériel et moral
de l'humanité, multipliées par les principes modernes
de division du travail et par les perfectionnements continuels des moyens et des instruments, une immense
révolution se prépare et se commence évidemment partout où peuvent se porter la pensée et le regard.

Révolution dont nous ne serons pas seulement les
témoins plus ou moins désintéressés, plus ou moins curieux, attentifs ou distraits, mais dans laquelle chacun
de nous doit être appelé nécessairement à prendre une
part plus ou moins active, à jouer un rôle plus ou moins
saillant, à son heure et dans la mesure de son intelligence et de son énergie.

Le vent de l'opinion et de la faveur universelles souf-
fle depuis longtemps déjà, mais d'une impulsion tous
les jours plus continue, dans des directions de plus en
plus déterminées : décentralisation générale, abolition
des privilèges exclusifs et des monopoles, accessibilité
de toutes les capacités à toutes les positions par les concours et la libre concurrence ; vulgarisation des connaissances générales, nécessaires aux masses comme
aux favoris de l'intelligence et de la fortune ; expansion
des idées humanitaires et philosophiques, libre essor in-

dividuel, libre association des forces vives de l'esprit qui pense et du bras qui agit, du savoir et du capital ; collaboration, coopération des hommes spéciaux, convergeant vers un but commun pour servir à la propagation des grandes pensées, à la réalisation des gigantesques entreprises par tous les plus rapides et puissants moyens de communication et de concours universels entre les individus et les peuples entraînés au progrès.

Partout se fait sentir le besoin d'une saine et forte éducation générale, d'un bon et large enseignement, professé librement, à tous les degrés, par tous ceux qui savent, dans l'intérêt de tous ceux qui ont besoin d'apprendre ; en un mot, du développement légitime et régulier de toutes les libertés naturelles à l'homme, sous le rayonnement lumineux d'une autorité souveraine aussi forte que libérale.

Dans la médecine, considérée à la fois comme science et comme art, embrassant dans sa compréhension philosophique la connaissance de l'homme physique, moral et social tout entier, à l'état de santé comme à l'état de maladie, au point de vue individuel comme au point de vue spécifique, une révolution non moins radicale que nécessaire, en face du progrès, de la civilisation et de la pathologie modernes, se poursuit par la génération médicale actuelle, et s'achèvera probablement par celle qui l'aura remplacée sur les bancs des Facultés.

Les doctrines exclusives ou erronées, les préjugés et les systèmes surannés des anciennes écoles purement dogmatiques ou spéculatives, sont de toutes parts ébranlés ou croulent dans le silence et l'oubli ; l'expérimentation physologique et thérapeutique, l'observation clinique — et si l'on veut bien me passer dès aujourd'hui ce mot que je devrais développer pour rendre toute ma pensée, — l'esthétique médicale et la médecine morale sont partout à l'ordre du jour.

Les vieilles pharmacopées alchimiques et galéniques ont été emportées par le temps avec leurs derniers sou-

tiens aujourd'hui disparus, ou sont reléguées aux oubliettes de la science. Les méthodes antiphlogistiques,
spoliatives, débilitantes, évacuatrices, contro-stimulan-
tes ou révulsives à outrance qui leur avaient succédé
dans le commencement de ce siècle, — et grâce auxquelles
nos pères ont été saignés à blanc, évacués, hyposthénisés
jusqu'à l'anémie et à la débilité radicales dont nous su-
bissons, nous, les fatales conséquences, — ont fait place
à leur tour aux méthodes excitatrices, reconstituantes,
altérantes, perturbatrices ou sédatives plus en harmonie
avec les données de l'expérience, avec les résultats de
l'observation actuelle, et mieux appropriées aux organi-
sations de notre temps.

Partout, dans la pratique des jeunes médecins, la poly-
pharmacie et les drogues compliquées à l'infini, les
vieilles thériaques sont remplacées par une matière médicale et des formules réduites à leurs plus simples
expressions. Au lieu de la lancette qui se rouille inutile,
des sangsues qui ne sucent plus guère le meilleur du
sang humain et ne dévorent presque plus que leurs
éleveurs ; au lieu de ces affreuses et nauséabondes méde-
cines, aussi répugnantes au goût qu'à l'odorat, qui faisaient des remèdes souvent les plus précieux et les plus
héroïques de véritables épouvantails pour les patients,
on ne voit presque plus prescrire aujourd'hui que des
médicaments réduits sous le plus petit volume possible,
à leurs seuls principes actifs, masqués la plupart du
temps, pour peu qu'ils puissent déplaire par leur saveur ou leur apparence, sous les dehors les plus flat-
teurs ou dilués dans les plus délicieux excipients.

Un médecin qui veut réussir aujourd'hui non seulement à satisfaire sa conscience par le mérite de sa pratique, mais encore à satisfaire sa clientèle de toute
condition sociale, n'est pas tenu simplement à ne formuler que des ordonnances agréables aux malades et à
leur entourage ; il faut de plus qu'il ait la patience et le
talent de leur expliquer, autant qu'il le peut et le croit

à propos, les motifs de ses déterminations, et les résultats qu'il espère obtenir des procédés par lui indiqués pour atteindre le but proposé dans les cas actuels. Preuve nouvelle de cette curiosité générale, de cette avidité de tout savoir, tout apprendre au moins superficiellement, qui s'est emparée aujourd'hui de tous les esprits, et qui attache tant de prix aux connaissances les plus utiles et les plus immédiatement applicables à tous.

Ce n'est pas à dire que le jeune médecin doué de ce tact et de cet esprit d'observation innés, de cet instinct médical qui, joints à un jugement solide, à de laborieuses et patientes études, font le vrai praticien, doive sacrifier et sacrifie toujours à la mode présente et à l'entraînement des gens du monde.

Sans cesser de méditer assidûment les œuvres immortelles des grands maîtres de l'art médical dans le passé, sans cesser de suivre respectueusement leurs traces et leur tradition en hygiène et en thérapeutique générales, et en particulier dans le traitement préservatif et curatif des maladies chroniques et héréditaires, la vraie plaie moderne, il peut et doit, en s'appuyant sur tous les progrès incontestables et féconds des sciences naturelles qui se rattachent à celle de l'homme, utiliser à remplir les mêmes indications une matière médicale et des procédés autrefois inconnus ou moins bien connus de nos prédécesseurs.

La plupart des grands médecins, d'ailleurs, n'ont-ils pas de tout temps, mais surtout depuis les découvertes modernes de la physique et de la chimie, deviné les puissantes vertus de ces remèdes providentiels préparés contre les maux de l'homme et répandus à profusion dans la nature ? Ne nous ont-ils pas depuis longtemps autorisés, par leurs exemples et leurs merveilleux succès, à faire entrer pour une large part, dans notre matière hygiénique et médicale, ces grandes forces naturelles : l'eau sous toutes ses formes, pure ou chargée de sels minéraux, l'air, le calorique, le froid, la lumière, l'électricité, l'électro-magnétisme, auxquels nous pouvons joindre, à présent, les applications perfectionnées de ces mêmes forces ?

Aussi la médecine contemporaine préconise-t-elle et propage-t-elle de tout son zèle et de toute sa science les pratiques et les ressources multipliées et riches de résultats pour le présent, de promesses pour l'avenir, de l'hygiène élevée à sa plus haute puissance sous le triple titre d'hygiène conservatrice, préservatrice et curatrice.

C'est à ces idées, entourées d'une légitime faveur, qu'est due depuis moins d'un quart de siècle, la réalisation de tant de médications toutes nouvelles dont chacune devra être étudiée à son tour.

Si nous avons réclamé, comme c'était notre droit, la priorité de notre témoignage par ordre de date, nous nous faisons un devoir et un honneur de couronner cette étude rétrospective de nos vues d'avenir par un témoignage d'autant plus autorisé qu'il émane d'un des disciples les plus distingués de Claude Bernard, et qu'en concordant absolument avec nos prévisions d'il y a près de vingt ans, et avec notre espoir intime d'aujourd'hui, il est complètement désintéressé au point de vue où nous nous plaçons ici :

« L'électricité, dit le Dr A. d'Arsonval, apparaît constamment dans les phénomènes vitaux. Tous les êtres vivants sont le siège de manifestations électriques qui atteignent leur summum chez les poissons électriques. On a beaucoup étudié l'électricité d'origine animale ; cette étude n'a pas conduit à grand'chose, malgré les plus persévérantes recherches. A mon avis, ce n'est pas là le côté intéressant de la question ; ce n'est pas l'origine animale de l'électricité qui peut nous intéresser, mais bien l'inverse : *l'action de l'électricité sur l'être vivant*. Cette action, bien qu'étant encore inconnue dans son mécanisme, ne saurait être méconnue dans ses résultats.

« L'électricité doit devenir, à mon avis, un de nos moyens d'action les plus puissants pour modifier les êtres vivants. Je suis persuadé que la thérapeutique de l'avenir n'emploiera comme moyens curatifs que des modificateurs physiques (chaleur, lumière, électricité ou autres : froid, chaud, etc.)

« Le moyen barbare qui, sous prétexte de nous guérir, consiste à nous empoisonner avec les drogues les plus vénéneuses de la chimie, devra céder la place aux agents physiques, dont l'emploi a au moins l'avantage de n'introduire aucun corps étranger dans l'organisme. » — (*Les Sciences physiques en biologie*, dans la *Lumière électrique*. Février 1882).

D^r LA BONNARDIÈRE.

LE COMTE MATTEI EXPLIQUÉ PAR LUI-MÊME

PREMIÈRES VUES — PREMIÈRES DÉCOUVERTES.

Fidèles à notre plan, dans une suite d'articles sous cette rubrique, nous laisserons, comme de juste, la parole au célèbre et savant auteur de l'Electro-homéopathie, qui, seul au monde peut-être, puisqu'il s'est réservé jusqu'ici le secret de ses spécifiques, et, dans tous les cas, mieux que personne au monde, est en situation comme en droit de nous révéler les premières données inductives du grand problème vital et médical qu'il entreprit, presque quinquagénaire, de poursuivre et de résoudre, les premiers essais et les premiers résultats de ses recherches, les premières déductions scientifiques qu'il tira de ses expérimentations pour en faire la base de la démonstration par les faits des principes de l'Electro-homéopathie. On nous saura gré d'avoir extrait des premières publications, livres et brochures aujourd'hui épuisés ou presque introuvables, de l'ingénieux inventeur et des premiers disciples de l'Electro-homéopathie, médecins et savants aussi connus qu'honorables pour la plupart, ces documents originaux, qui sont indispensables et seuls autorisés pour initier nos lecteurs et adhérents à la vraie théorie et à la pratique traditionnelle et progressive de la médecine nouvelle, avec les commentaires et les détails historiques, par nous garantis authentiques, que nous croirons devoir ajouter à ces documents pour les compléter.

« Hahnemann a le mérite d'avoir, le premier, essayé de ramener la médecine vers son but, qui est d'établir, par l'expérience, les rapports, soit de quantité, soit de qualité, entre la maladie et le remède apte à la guérir. Cette étude a été presque oubliée depuis longtemps par la médecine officielle, qui, renonçant à guérir, semble ne se préoccuper que de déterminer les lésions et faire de savantes nosographies. Les moyens de conjurer les maladies, elle, la science, ne les a jamais trouvés, elle désespère de les trouver, et, dans son scepticisme, elle ne les recherche pas même et déclare incurables les maladies au lieu de se déclarer tout simplement impuissante elle-même et sans ressources.

«Cet affreux cortège de maux incurables ne me paraissait pas conciliable avec l'idée d'un ordre providentiel ici-bas, pas digne d'une sagesse infinie, qui a créé l'arbre du bien à côté de l'arbre du mal, qui, en un mot, a placé dans le monde tout ce qui lui faut pour se sauver, soit dans l'ordre moral, soit dans l'ordre physique.

« On voit la brute aller brouter, dans son instinct, l'herbe qui la guérit ; l'homme a plus que l'instinct : l'intelligence est le guide qui lui doit suffire pour soutenir son existence.

« Je pensais alors aux premiers médecins qui n'employaient que des herbes. La médecine d'Hippocrate, qu'après tant de découvertes et de progrès on regrette de nos jours, à juste titre encore, ne connaissait rien de ce tas confus de matériaux qui composent nos recueils, décorés du nom de pharmacopées.

«C'est du végétal que vient aux animaux la nourriture; c'est par le végétal que le monde des êtres animés se rallie aux créations inorganiques. *C'est donc là aussi*, me disais-je à moi-même, *que Dieu a placé la médecine*.

« Sous de pareilles réflexions, je me livrais à des recherches pour trouver *quelque chose qui pût guérir* ; je m'imaginais que cette chose, encore inconnue, n'est pas loin de nous: ces principes, actifs, puissants, aptes à nous guérir, pensais-je, doivent se trouver préparés et tout faits dans les espèces végétales.

« Je ne m'étais pas trompé. Bientôt il m'arriva de porter la main sur des plantes *dont les principes immédiats, que j'avais extraits, produisirent des guérisons.* Quand je vis ces effets se répéter, toujours identiques, ne se démentant jamais, je dis : *Voilà de la médecine.*

« Les maladies sur lesquelles j'avais fait mes premières épreuves se rattachaient au type scrofuleux, c'est-à-dire aux altérations du système lymphatique. C'est pourquoi je baptisai mon premier remède du mot: *Antiscrofoloso* (en français *antiscrofuleux*). »

(Principes d'une science nouvelle, par le comte
César Mattei, 1880.)

(A suivre.)

Nous rappelons que toutes les personnes qui prendront un abonnement d'un an ou de six mois à la *Revue française*, recevront, *à titre de prime gratuite*, un exemplaire du *Nouveau guide pratique de l'Electro-homéopathie*, du Comte C. Mattei, avec les numéros déjà parus de la *Revue*.

Celles qui tiendraient à posséder la collection entière, voudront bien nous adresser la demande avant le 25 mars prochain, passé lequel le tirage de la *Revue* sera réduit proportionnellement au nombre des abonnés déjà inscrits.

Un numéro sera adressé, comme spécimen gratuit, à toutes les personnes qui en feront la demande.

L'Administration de la Revue.

QUESTIONNAIRE MÉDICAL

À L'USAGE

De toutes les personnes qui voudront se soigner elles-mêmes ou demander des consultations, soit au cabinet, soit par correspondance.

SIGNALEMENT ET RENSEIGNEMENTS PERSONNELS

NOM, PRÉNOMS, date de naissance.

Né à   (France), département ou colonie

Né à   (pays étranger).

Issu de parents consanguins — ou non.

Célibataire — ou marié .

Père ou mère de   enfant ou sans enfant.

PROFESSION   ou sans profession.

RÉSIDENCE   département

CONSTITUTION : Forte, moyenne, faible, débilitée.

TEMPÉRAMENT : Déterminé, accusé, mixte, complexe : — Sanguin, lymphatique, bilieux, nerveux.

TAILLE, STATURE :   mètres   centimètres.

POIDS : En santé.   kilog.   gram.;

— Depuis la maladie,   kilog.   gram.

MESURE : 1º A la ceinture :   mèt.   centimèt.

2º Tour du haut de la poitrine, sous l'aisselle :   mèt.   centim.

INFIRMITÉS OU DIFFORMITÉS : Natives, héréditaires, acquises, suites d'accident — ou de maladie.

EMBONPOINT OU AMAIGRISSEMENT : Habituel ou morbide.

COLORATION GÉNÉRALE DE LA PEAU : Taches, signes particuliers.

Éruptions diverses : habituelles, accidentelles, mobiles.

Teint habituel du visage.

Cheveux, barbe : Noirs, bruns, roux, ardents, blonds,
gris ;

— Longs, lisses, crépus, revêches;

— Abondants, — ou rares ;

— Calvitie générale, partielle, morbide, héréditaire.

Yeux : Noirs, bruns, gris, verts, bleus, clairs, foncés,
grands, petits, bridés, saillants, enfoncés.

Caractère général : Ses particularités.

Intelligence : Supérieure, prompte, vive, développée,
ordinaire, lente, faible.

Voix et parole : Naturelle ou altérée; bégaiement ou
autre vice de prononciation.

HÉRÉDITÉ.

— Y a-t-il eu parmi les ascendants, soit du côté pa-
ternel, soit du côté maternel, des affections constitutionnelles, ayant atteint plusieurs générations, et transmissibles par hérédité ou par atavisme ?

— Y a-t-il eu des maladies qui se soient produites
de génération en génération sur les descendants de l'un
ou de l'autre sexe, avec des caractères identiques ou
au même âge ?

Y a-t-il eu, au contraire, des transformations de maladies héréditaires et transmissibles, chez des parents
en ligne directe ou collatérale, depuis ou durant plusieurs générations ?

— A quel ordre de *diathèses* ou affections générales,
constitutionnelles et chroniques, peut-on rattacher les
maladies héréditaires dont il y aurait des antécédents
dans la famille ?

— Névroses ? Affections mentales? Epilepsie? Hystérie ? Rhumatismes ? Goutte ? Syphilis ?

— Scrofule ? Tubercules ? Phtisie ? Dartres ? Cancers ?

— Quelle est la santé des frères et des sœurs et des proches collatéraux?

— Quelle est la santé des enfants ?

— Quelle est la santé du conjoint (mari ou femme) ?

ETAT DES FONCTIONS GÉNÉRALES EN SANTÉ ET DEPUIS LA MALADIE.

INNERVATION : L'esprit est-il libre et dispos? l'humeur égale? le caractère équilibré? les impressions nettes et immédiates? les sensations réelles? la volonté déterminée? les actes volontaires assurés et réguliers?

N'y a-t-il pas de troubles, d'altérations, de perversions des fonctions sensorielles et intellectuelles?

— Des perceptions, des déterminations et des actions volontaires et réflexes ?

Y a-t-il de l'irritabilité, des caprices et des anomalies de caractère et d'humeur?

— des inquiétudes, de la tristesse, de la mélancolie, de l'énervement ?

— des idées fixes, des manies délirantes ou tranquilles ?

— des hallucinations ?

— un sommeil tranquille, réparateur?

— un sommeil agité, troublé par des rêves, des cauchemars ?

— de l'insomnie habituelle ou intermittente?

— du somnambulisme?

— de la douleur, excessive, aiguë, continue, intermittente ou périodique ? Quels en sont les impressions et le caractère ?

— des accès (ou crises) névralgiques, spasmodiques, névrosiques, convulsifs?

— de l'anesthésie, de l'analgésie ou de la perte de sensibilité et d'impressions ?

— des pertes de connaissance, de mémoire durant les accès ou après ?

CIRCULATION : Les pulsations du cœur sont-elles accélérées ou lentes — fortes ou faibles ?

Y a-t-il eu, y a-t-il des palpitations ?

— des tendances aux congestions, vers la face ou vers le cerveau ?

— des vertiges, maux de tête, bouffées de chaleur au visage, etc.?

— des hémorragies nasales (épistaxis) ?

— des vomissements de sang (hématémèse) ?

— des crachements de sang (hémoptysie) ?

— des hémorragies intestinales ?

— de la dysenterie ou mélœna ?

— des hémorragies à la peau (hémorraphilie, purpura)?

— des hémorroïdes — sèches — ou fluentes ?

— des varices ? Quel en est le siège ?

— des tumeurs érectiles (ou nœvi, vulgairement des envies) sanguines ou lymphatiques ? Quels sont leur siège, leur coloration, leur aspect ?

— des indispositions intermittentes ou périodiques, de la fièvre ou des états fébriles ?

L'auscultation a-t-elle révélé des symptômes caractéristiques d'anémie, de chlorose, de causes d'affections organiques du cœur ou des gros vaisseaux ?

— D'anévrisme ? De quel genre d'anévrisme ?

RESPIRATION : Y a-t-il eu, y a-t-il de la dyspnée ou respiration difficile ?

— de l'asthme ou suffocation ?

— des laryngites, et de quelle nature ?

— des angines ou pharyngites, et de quelle nature ?

— des amygdalites ? — des rhumes de cerveau ?

— des dispositions reconnues à des affections personnelles ou héréditaires de poitrine ?

(La fin au prochain numéro).

REVUE FRANÇAISE
D'ÉLECTRO·HOMÉOPATHIE

L'ÉLECTRO-HOMÉOPATHIE
Du Comte MATTEI de Bologne
DEVANT LE PARLEMENT ITALIEN
(Suite)

II

Dans quels rapports cette science nouvelle se trouve-t-elle avec les lois concernant la santé publique et ayant pour objet de sauvegarder l'exercice de la médecine et de la pharmacie? Question facile à résoudre, pour peu qu'on réfléchisse à la pensée directrice qui a inspiré le législateur. Pour être comprises, les lois ne doivent pas être étudiées uniquement quant à la lettre. Sans nul doute, le texte dogmatique de la loi a son importance, mais l'esprit a aussi la sienne ; il faut s'attacher à la définir, à déterminer, comme le dit si bien le droit romain : *Vim ac potestatem.*

Appliquant cette méthode aux lois sur l'hygiène publique, des 22 mars 1865 et 23 juin 1874, on se convaincra que ce serait les rapetisser singulièrement que de les interpréter uniquement au point de vue des règlements qui assurent l'exercice légal de la médecine, et des titres que doivent posséder ceux qui la professent. Elles ont une tout autre portée. L'idée du législateur, qui a en vue une mesure d'intérêt public, va bien au delà. Etablir des règles, exiger des titres pour l'exercice des sciences médicales, voilà pour ainsi dire le *dehors*, le côté formel de la législation ; le fond, le point essentiel, le vrai but, c'est de sauvegarder la santé publique ; or, on sait bien que la vraie protection, la protection efficace, ne consiste pas dans les parchemins et les diplômes officiels ; elle consiste dans les encouragements que l'Etat donne à la science bienfaisante et salutaire partout où elle se révèle, en la reconnaissant hautement et publiquement, en applaudissant aux découvertes des hommes de génie, non en enrayant leurs efforts et en stérilisant leur travail.

Cela est si vrai que les lois de 1865 et 1874, tout en établissant des règlements pour l'exercice légal de la médecine, ne contenaient aucune disposition, aucune mesure pénale, dans le cas où titres et diplômes eussent été dédaignés. Il est vrai qu'elles furent criti. quées et on se vit dans la nécessité de combler cette lacune par la loi du 4 juillet 1882 et d'énoncer, dans le rapport, les raisons qui portaient le pouvoir législatif à s'occuper de pareille matière, parce que, disait-on, on ne saurait avoir recours à des mesures pénales contre ceux qui agiraient en dépit des dispositions renfermées dans lesdites lois ou dans le règlement de 1874 évidemment inconstitutionnel, et reconnu tel par tout le monde.

Mais, telles qu'elles étaient, les lois de 1865 et 1874, ne disant mot des mesures pénales, avaient une grande signification ; c'était une véritable révélation. En effet, établir des règlements, exiger des diplômes pour assurer l'exercice légal de la médecine, et d'autre part rester muet sur les peines à infliger en cas de contravention, n'est-ce pas le fait d'un législateur qui, de propos délibéré, veut laisser, dans certains cas spéciaux, pleine liberté de se livrer à de nouvelles recherches, d'expérimenter et de professer une nouvelle doctrine, capable de procurer des avantages réels, en réalisant un progrès in- incontestable pour l'amélioration de la santé publique ? Si donc quelqu'un, bien que dépourvu de parchemins, crée un système bienfaisant et salutaire, on ne peut pas raisonnablement croire qu'il soit dans la pensée du législateur de le punir. Les titres n'enlèvent rien, sans doute, mais ils ne donnent rien non plus. Ils ne représentent que des présomptions, *juris tantùm*, que l'on suppose vraies jusqu'à preuve du contraire ; or, le législateur ne considère que les faits positifs, probants, dûment constatés ; il n'a en vue que l'hygiène publique, il n'a pas d'autre objectif ; il s'attache à la substance des choses, non à de vaines formules capables trop souvent d'encourager le mensonge, l'imposture ou l'ignorance, en les consacrant et les reconnaisant pour légales, tandis qu'elles frappent la vraie science et condamnent le vrai progrès.

L'électro-homéopathie est sans contredit une science nouvelle, répandue en Europe, reconnue en France, adoptée par l'auguste souveraine d'un puissant empire. Comment pourrait-on imaginer que des lois anciennes ou nouvelles puissent la méconnaître, leur seul et vrai but étant de sauvegarder la santé publique, non avec des titres et des diplômes, mais en encourageant la médecine qui assainit, celle que la modicité de ses prix rend accessible à tous, la médecine, pourrait-on dire, du peuple et des campagnes ? et c'est par là-même qu'elle est en quelque sorte une personnification de la providence.

Ne calomnions donc pas les lois qui touchent à l'hygiène publique, qu'elles soient anciennes ou nouvelles. La loi ne peut avoir d'autre but que celui de sauvegarder d'une manière efficace et pratique la santé publique. Une semblable tutelle ne peut se traduire que par une vigilance attentive sur la médecine ; elle doit la suivre dans ses développements pratiques, et surtout empêcher l'humanité souffrante d'être soumise à un système médical à bases fausses, à des doctrines trompeuses et surannées ; et par contre, elle doit encourager, partout où ils veulent professer, ceux qui se font les apôtres de la vraie science, de la science vraiment salutaire, bienfaisante et accessible à tous.

Or donc, s'il existe des maladies en présence desquelles la vieille science avoue son impuissance, des maladies qui dès leur début n'admettent d'autre pronostic, d'autre dénoûment que celui de la mort; si, d'autre part, on se voit obligé de convenir que ces maladies peuvent être soignées et guéries par l'Electro-homéopathie, comme par exemple les cancers, l'épilepsie, la pierre, les hernies et cent autres de ce genre; pourrait-on admettre que pareille science dût être condamnée par une loi quelconque? Mais ce serait attribuer au législateur la pensée de sauvegarder l'hygiène publique avec des titres ou des diplômes, et non avec la médecine vraiment salutaire, qui soigne et guérit presque gratuitement, dans le palais du riche, comme sous la chaumière du pauvre.

Mais laissons de côté toutes ces interprétations. Quiconque interprète une loi doit l'affirmer et non pas la nier. Et ne serait-ce pas la plus grande négation de la loi sanitaire que de l'expliquer de façon à borner son action à une tutelle éphémère sur l'hygiène publique? Non, elle vise à une tutelle efficace. Son idée se réalisant dans la science nouvelle du comte Mattei, l'Electro-homéopathie, cette science trouvera nécessairement un appui sûr dans la législation sanitaire qui devra, si on l'envisage avec la pensée du législateur, l'applaudir, l'encourager et la défendre contre ses détracteurs.

(A suivre).

Traduit de l'Italien par Mlle **GHIRELLI**.

———✳———

Nous commencerons, dans le prochain numéro, la publication d'observations intéressantes de maladies diverses traitées avec un succès complet par la Médecine nouvelle, et celle de : *Lettres franches sur la Médecine du Comte Mattei.*

LE COMTE MATTEI EXPLIQUÉ PAR LUI-MÊME

PREMIÈRES VUES — PREMIÈRES DÉCOUVERTES

« Désormais, je portai mon attention sur les formes et espèces de maladies que ce premier remède (*antiscrofoloso*) était apte à guérir. Bientôt la constance des effets et l'habitude d'observer me mirent à même d'assurer d'avance les résultats ; je ne pouvais plus hésiter, car les effets étaient certains dans toutes les variétés de maux scrofuleux. Ces effets étaient prodigieusement prompts dans les cas les plus simples ; les maladies fort avancées rétrogradaient d'abord, puis disparaissaient, elles aussi, dans un temps plus ou moins long de traitement, et *les maladies vaincues ne reparaissaient plus*

« Qu'est-ce donc que ce végétal ? Serait-il la *panacée universelle ?* Dans mon inexpérience je l'ai cru d'abord. J'ai été un moment sur le point d'admettre la théorie des *cancroïdes*, qui pendant un temps ont été considérés comme la cause de toutes les maladies.

« Mais le temps et l'expérience m'ont démontré que l'*antiscrofuleux* ne produisait pas toujours, ni dans tous les cas, les mêmes bons effets ; les malades au tempérament sanguin, pléthoriques, souffrant des palpitations, des hémorragies, des congestions sanguines, etc., ne guérissaient pas sous l'influence de l'*antiscrofoloso* ; et cela me fit penser que le sang n'est pas altéré par un seul principe, et qu'il ne peut pas davantage être guéri par un seul agent.

« Mais un second remède, que je croyais d'abord être aussi un antiscrofuleux, me donna d'excellents résultats dans toutes les maladies du sang proprement dit, soit dans toutes les perturbations du système circulatoire. Une ophtalmie, par exemple, rebelle au premier antiscrofuleux, cédait aisément au remède que je croyais être un second antiscrofuleux, lequel guérissait merveilleuscment les veines et faisait disparaître les varices. Je voyais des vaisseaux sanguins affaiblis et amincis se reconstituer sous l'action de ce second antiscrofuleux, tandis que le premier n'avait sur eux aucun effet. J'en ai conclu qu'au lieu d'être un antiscrofuleux, mon second remède était un *antiangioïtico* [1], et que, si mon premier remède guérissait les maladies lymphatiques, *le second guérissait toutes les altérations du sang proprement dit.*

« Et comme j'ai pu vaincre par l'antiscrofuleux des milliers de maladies lymphatiques, de toutes les formes possibles ; comme j'ai pu guérir de même avec l'antiangioïtique une multitude infinie *d'altérations des vaisseaux sanguins, sous toutes les formes possibles,* ce devint pour moi un axiome, axiome fondé sur des faits toujours identiques, observés journellement pendant des années, que *l'antiscrofuleux est le remède certain de la lymphe, comme l'antiangioïtique est le remède certain du sang (du cœur et des vaisseaux), et que les causes générales de toutes nos maladies se réduisent à deux seulement.*

« Mais l'organisme humain offre partout des différences ; la receptivité des individus est infiniment variable selon les constitutions, l'âge, le sexe, les habitudes, l'influence même du milieu. De là les formes diverses, les complications qu'affectent les maladies, quoique se rattachant toutes à deux ordres de causes : l'altération de la lymphe, l'altération du sang.

« Enfin je vis des cas où ni l'un ni l'autre des deux premiers remèdes ne produisait seul la guérison, tandis

---

[1] Antiangioïtico (italien), antiangioïtique (français), sont tous deux tirés du mot grec *angéïon, vaisseau sanguin,* pour signifier un remède spécial pour les maladies du sang et du système vasculaire sanguin. Il se traduit en italien propre par le mot : *Vascolarità.*

que *l'emploi des deux, alternés, remportait la victoire.*
J'en conclus que la viciation de la lymphe amène celle
du sang, et *vice-versa ; qu'il y a des maladies mixtes*,
qui réclament *l'emploi simultané des antiscrofuleux et
des antiangioïtiques.*

« Je me trouvais désormais en possession des faits fon·
damentaux, il ne s'agissait plus que d'étendre les recherches en marchant derrière le principe que toute maladie
a sa source soit dans la viciation du sang, soit dans la
viciation de la lymphe, soit dans les deux à la fois. La
même lumière qui m'avait fait trouver *l'antiscrofoloso*
et *l'antiangioïtico*, me mit sur la trace d'autres remèdes
pour vaincre les maladies déjà développées, pourvu, bien
entendu, qu'elles n'aient pas encore tué le malade, auquel cas, ce ne serait plus un remède qu'il faudrait, mais
bien un miracle.

« Ainsi donc a été formée *la matière médicale nouvelle* (ou la série des premiers remèdes spécifiques, et les
séries de remèdes homonymes), matière médicale que
j'ai d'abord montrée par le fait de guérisons innombrables, puis annoncée à tout le monde par des brochures
(mes premiers opuscules de 1874 à 1877), et que je viens
de compléter par l'édition italienne de l'*Electromiopa-
tia, scienza nuova che cura il sangue e sana l'organismo* (1878).

« Guérir les maux qu'on avait regardés jusqu'ici
comme incurables, c'est là toute une révolution de la
médecine. Les guérisons sont ici bien radicales, car les
maladies ne reparaissent plus. Sous l'influence de ces
spécifiques, l'organisme se purifie et se régénère visiblement ; au fur et à mesure que les remèdes pénètrent, la
nutrition générale prend une marche régulière, la *ca-
chexie* disparaît, le teint se montre vif, les tissus acquiè·
rent de la solidité et du volume, les parties atrophiées
elles-mêmes se reconstituent.

« En présence de faits aussi remarquables, observés
constamment partout, dans des conditions très variées,

je crois qu'il est permis de formuler les principes de la science nouvelle. Mais, qu'on le sache bien, je n'ai point fait un système de médecine, ainsi que plusieurs l'ont dit, *j'ai fait la médecine.* Tous les systèmes ont fait fausse route ; pourquoi ? Parce que l'on a cherché des remèdes d'après un ordre d'idées préconçues et pour servir à une théorie établie d'avance au lieu de commencer par expérimenter les matières médicales, sauf à faire la théorie après. Or, c'est ce que j'ai fait, ce que je tiens à faire remarquer.

«Quand j'ai vu qu'un végétal guérissait *les dartres,* j'ai dit : Voici un antiherpétique. Quand j'ai vu que ce même remède guérissait *la goutte, la carie, la coxalgie,* etc., j'ait dit : *C'est un remède antiscrofuleux.* Quand, sous son action, j'ai vu se guérir en même temps et dans le même individu, *la dartre,* le *staphylôme, la goutte,* j'ai dit : *C'est un remède qui agit sur la masse du sang.* Quand j'ai vu cesser les douleurs lancinantes du *squirre,* et que j'ai vu celui-ci s'amoindrir, se détacher et disparaître ; quand j'ai vu avec surprise *qu'une partie désorganisée se réorganisait,* j'ai dit : *Ces remèdes ont une action sur l'organisme entier.* Enfin, quand j'ai vu certaines affections morbides disparaître au simple attouchement de *certains liquides,* et ces *liquides produire les effets de l'électricité commune, la secousse même,* je me suis écrié tout émerveillé moi-même : *C'est de l'électricité*[1] !

---

[1] Les caractères essentiels de tous les phénomènes électriques, de quelque ordre qu'ils soient, où qu'ils se produisent, sont, en effet, la soudaineté, l'instantanéité, l'incommensurable rapidité. Qu'on en juge par le calcul suivant : Pour faire le tour du globe terrestre, un soldat marchant nuit et jour, au pas de route, emploierait un an 63 jours ; un train de chemin de fer, lancé à toute vitesse, 35 à 40 jours ; le son dans l'air, 32 heures 1/2 ; un boulet de canon, 21 heures 3/4 ; la lumière, un peu plus de 1/10e de seconde ; l'électricité,

« J'ai vu tout ce que je viens de dire ; je l'ai vu, à cette heure, pendant vingt ans, et c'est là un fait vrai, et les maladies vaincues n'ont plus reparu. *Ces remèdes, me suis-je dit alors, atteignent le mal dans sa source, ils guérissent radicalement, c'est la fin des palliatifs.*

« Que l'on ne range donc pas ma découverte à côté des systèmes de médecine ; si je pose des principes, ce n'est que pour interpréter les faits ; ces faits ne subsisteraient pas moins, si l'interprétation en était erronée ; les remèdes ne perdraient rien de leur puissance, rien n'y serait à changer dans la pratique, si l'on trouvait que je me suis trompé dans la théorie. »

(*Principes d'une science nouvelle*, par le comte César Mattei, 1880.)

(*A suivre.*)

QUESTIONNAIRE MÉDICAL

(Suite.)

DIGESTION : Y a-t-il un appétit vigoureux, continu, excessif, ou languissant et capricieux, variable, nul ?
— digestion rapide ou lente, régulière ou troublée (dyspepsie) ? Avec quels symptômes ?
— douleurs, crampes (gastralgie) ?
— fer chaud, brûlure (pyrosis) ?

moins de 1/10e de seconde. Qu'on réfléchisse aussi aux conséquences possibles de cette vitesse foudroyante de l'électricité naturelle ou du fluide électronerveux à travers l'organisme humain, pour la production subite comme pour la disparition soudaine de certains phénomènes morbides, et au parti qu'en pourra tirer la médecine de l'avenir.

—   flatulence , pneumatose , gonflement gazeux
de l'estomac, ou des intestins ?
—   vomissements, et de quelles matières ?
—   des éructations gazeuses, ou acides, etc. ?
—   soif ardente, fréquente (polydipsie), ou non ?
—   constipation ou diarrhée, — ou alternatives ?
—   selles anormales, surabondantes, ou rares?
—   coliques, nerveuses, spasmodiques (tran-
chées), flatulentes, inflammatoires, métalliques, vermineuses , hémorroïdaires, par constipation ; *de mise-
rere* (ileus), etc.?

SÉCRÉTIONS, EXCRÉTIONS, FLUX, CATARRHES :

DE LA PEAU : Y a-t-il transpiration cutanée normale
régulière, insensible, ou bien en défaut, ou exagérée,
et morbide (éphidrose) ?

Y a-t-il eu suppression générale ou partielle et locale
de la transpiration générale ?

Y a-t-il eu, y a-t-il enflure générale (œdème), ou partielle ? Quel en est le siège ? Depuis quand ?

DES MUQUEUSES : Y a-t-il eu, y a-t-il défaut ou exagéra-
tion momentanée ou durable des écoulements muqueux,
(flux, catarrhes) ? Desquels ?

DES SÉREUSES : Y a-t-il eu, y a-t-il défaut d'exhalation,
ou hypersécrétion des membranes séreuses (hydropisie) ?
Desquelles ?

DES URINES : Y a-t-il eu, y a-t-il de la facilité ou de
la difficulté dans les fonctions urinaires?
—   miction normale — ou irrégulière ?
—   rétention ou incontinence d'urine ?

Quels caractères généraux présentent les urines?

Sont-elles claires et limpides, ou troubles et épaisses,
irisées, nuageuses, floconneuses, sédimenteuses ? inodores ou d'odeurs prononcées?

Quelles anomalies, quels éléments physiologiques ou
morbides, en défaut ou en excès présentent-elles à l'as-

pect, — ou à l'analyse chimique? du sucre? de l'albu-
mine? des sels divers? lesquels?

Y a-t-il eu pissement de sang (hématurie)? du catarrhe de vessie? des coliques néphrétiques? de la gra-
velle ou des calculs urinaires?

DE LA BILE : Y a-t-il eu, y a-t il des troubles par défaut
ou excès de la sécrétion biliaire, selles ou vomissements
bilieux, coliques hépatiques, jaunisse (ictère) ?

DES GLANDES : Y a-t-il eu, y a-t-il flux excessif de sa-
live (sialorrhée), de larmes, de mucosités bronchiques,
stomacales, intestinales (bronchorrhée, pituite, gastror-
rhée, enterorrhée) de sperme (spermatorrhée, pertes sé-
minales), de lait (galactorrhée), de mucosités vaginales
et utérines (leucorrhée, catarrhe utérin)? —

MOUVEMENTS : Les mouvements volontaires et réflexes
sont-ils aisés, réguliers, assurés, coordonnés entre
eux ?

— Les fonctions de préhension, de locomotion, de
station et de marche s'exécutent-elles normalement avec
vigueur et précision ?

— N'y a-t-il pas, au contraire, de mollesse ou d'incoor-
dination (ataxie) de ces mouvements? de raideur articu-
laire ou d'engourdissement musculaire ? de crampes, de
contractures ?

— N'y a-t-il pas d'abolition générale ou partielle de
la contractilité et de la motilité physiologique (paralysie, parésie) ?

— De paralysie de tout un côté du corps ou de la partie inférieure (hémiplégie, paraplégie)?

— D'affection diathésique et constitutionnelle des systèmes osseux et musculaire (carie, tubercules, tumeurs
blanches, arthrites, ostéomalacie, coxalgie, ankylose,
fausse articulation, exostose, atrophie, hypertrophie, dégénérescence quelconque)?

— N'y a-t-il pas de trouble ou empêchement des fonctions de la voix et de la parole?

Fonctions des sens : Y a-t-il eu, y a-t-il des troubles, des désordres, des altérations, de la paralysie des organes des sens ?

— Insensibilité (anesthésie) de la peau aux impressions extérieures, ou du toucher manuel en particulier ?

— Affections spéciales du sens de la vue (maladies des yeux) ?

— Affections spéciales du sens de l'ouïe (maladies des oreilles) ?

— Affections spéciales du sens de l'odorat ?

— Affections spéciales du sens du goût ?

FONCTIONS SPÉCIFIQUES ET GÉNÉSIQUES.

1° chez la femme.

Menstruation : A quel âge a-t-elle été réglée ?

Les menstrues sont-elles sensiblement périodiques et égales pour la durée, l'abondance et les apparences du flux menstruel ?

Sont-elles irrégulières, en avance, — ou en retard ? trop rapprochées — ou trop distantes ?

— Difficiles, douloureuses, précédées ou accompagnées de crampes, de coliques, de douleurs de reins ?

— Surabondantes, moyennes, — ou insuffisantes ?

— Foncées, décolorées, — inodores ou d'odeurs prononcées ?

Y a-t-il des pertes blanches (leucorrhée), seulement avant ou après, ou durant les règles ?

Y a-t-il des anomalies, déviations, déplacements, lésions organiques ou affections nerveuses de la matrice (utérus) ?

— Des anomalies, lésions organiques, ou affections nerveuses des mamelles (seins) ?

A quel âge et comment a eu lieu la cessation de la menstruation (ménopause, âge critique) ?

Gestation : Y a-t-il stérilité complète — ou combien y a-t-il eu de conceptions ou grossesses (gestations)?

Y a-t-il eu des accidents de grossesses : vomissements incoercibles, chloro-anémie, débilité, marasme, fausses-couches (avortements), ou fausses grossesses (môles)?

— Des grossesses gémellaires ou multiples?

— Des accidents graves ou incidents notables dans les accouchements, ou maladies puerpérales, ou consécutives ?

Lactation : Y a-t-il eu des allaitements, — et avec quels résultats?

— Des maladies des mamelles, durant ou après la lactation ?

2° chez l'homme

Y a-t-il à signaler et à noter des anomalies, irrégularités, défauts, vices, ou excès dans l'exercice de ces fonctions — ou dans leurs organes spéciaux ?

En spécifier la nature et les caractères constants ou variables, en santé et depuis la maladie.

MALADIE ACTUELLE.

Commémoratifs des maladies antérieures : Y a-t-il eu des maladies légères, — à répétition — ou graves dans la vie passée?

Rappeler brièvement les maladies de la première et deuxième enfance, de l'adolescence et de la jeunesse, de l'âge adulte, en particulier : les convulsions (éclampsies) et névroses (chorées), les maladies vermineuses, les fièvres éruptives, si l'on a été vacciné, les fièvres typhoïdes, muqueuses, cérébrales (méningites), les maladies parasitaires (gâle, teigne), etc.

En l'état : Si on a déjà consulté, dans le cas surtout d'une maladie chronique, constitutionnelle, héréditaire, quel nom les médecins ou chirurgiens ont-ils donné à la maladie? l'ont-ils jugée curable ou non? (Diagnostic et pronostic).

A quelle altération fonctionnelle ou à quelle lésion organique en ont-ils rapporté le principe et la cause?

A quelle cause extérieure, extrinsèque à la personne malade, croit-on pouvoir rapporter la maladie (climat, habitation, profession, habitudes, etc.)?

Exposer brièvement la date du début, les symptômes, la marche, les phases, les accidents, les transformations de la maladie, de son origine à l'état actuel ?

Quels traitements médicaux — ou quelles opérations chirurgicales ont été proposés, suivis, ou pratiqués jusqu'à ce jour ?

Ajouter, en quelques mots, tous les détails personnels observés et non compris dans ce questionnaire.

D^r La Bonnardière.

A PROPOS DES VRAIS & DES FAUX REMÈDES MATTEI

Je crois le moment venu de répondre une fois pour toutes, en mon nom personnel et comme directeur de la *Revue française d'Electro-homéopathie*, à toutes les questions qui m'ont été et pourraient m'être encore adressées au sujet des remèdes Mattei, des altérations et des contrefaçons sans nombre dont ils ont été l'objet.

1° M. le comte César Mattei de Bologne est le premier et le seul inventeur des remèdes spécifiques définis par lui électro-homéopathiques auxquels il a donné son nom, pour attester la priorité incontestable et la propriété exclusive de ses inventions et de ses découvertes originales, dont la série continue entre ses mains et par ses expérimentations personnelles ; il suffira d'en donner pour preuve la découverte d'un *tout nouveau remède, l'antilinfatico*, qui ne date que du milieu de l'année 1881.

La liste officielle des dépôts de remèdes authentiques et celle des dépôts non approuvés et non autorisés par le comte Mattei, de remèdes prétendus électro-homéopathiques, mais en réalité contrefaits et falsifiés, se trouve reproduite dans chaque numéro du Bulletin bi-mensuel publié à Bologne.

2° La *théorie électro-homéopathique*, sur laquelle le comte Mattei a fondé ce qu'il appelle *la sience ou la médecine nouvelle*, reposant, il est vrai, sur cette éternelle vérité : « *la vie est dans le sang*, » lui appartient également en propre, mais nous avons vu, dans un article précédent, qu'il en fait meilleur marché que de ses remèdes spécifiques, déclarant avant tout que « ses remèdes ne perdraient rien de leur puissance, qu'il n'y aurait rien à changer dans la pratique, si l'on trouvait qu'il s'était trompé dans la théorie .»

3° Convaincu, par une expérience progressive et plus que suffisamment prolongée et étendue pour asseoir mon jugement scientifique, de l'action et de la puissance curative exclusive des remèdes authentiques du comte Mattei, dans la pratique de l'Electro-homéopathie ou nouvelle médecine basée sur l'emploi et les applications de ces remèdes; convaincu, d'autre part, par une expérimentation parallèle et comparative suffisamment prolongée et contrôlée par celle de personnes compétentes, de l'inanité ou de l'action purement homéopathique de quelques autres remèdes prétendus analogues ou identiques à ceux du comte Mattei, je déclare que je ne veux et n'entends, en toute conscience comme en pleine liberté professionnelle, employer dans toute cure et toute ordonnance de traitement électro-homéopathique, que les remèdes authentiques du comte Mattei, par lui reconnus et approuvés.

4° Je déclare en outre protester publiquement contre tout abus qui pourrait être fait de mon nom, de mes publications et opinions scientifiques, de mes ordonnances, consultations et correspondances, en dehors de l'électro-homéopathie exclusivement, pour faire figurer mon nom dans toute annonce, tout prospectus, toute liste de dépositaires ou médecins partisans d'autres remèdes prétendus électro-homéopathiques, quelle qu'en soit la provenance, déclinant d'avance, pour l'avenir, comme pour le passé, toute responsabilité de telles manœuvres déloyales, de telles insinuations perfides ou intéressées qui pourraient se produire, n'importe sous quelle forme, et me réservant de poursuivre de semblables abus, fraudes et manœuvres déshonnètes par tous les moyens de droit

Je saisis l'occasion de protester en particulier contre un abus inqualifiable que M. Sauter, pharmacien à Genève, s'est permis de faire de mon nom, en le faisant insérer à mon insu et sans aucun assentiment de ma part — puisque je n'ai été avisé que par hasard et très tardivement de ce fait — dans une liste de médecins qui se serviraient habituellement de ses remèdes prétendus électro-homéopathiques à sa marque, alors que je n'en ai employé, pendant le temps suffisant à m'éclairer à ce sujet, que pour les étudier, les expérimenter en toute indépendance et sous toute réserve, ainsi que doit et peut le faire tout médecin investigateur pour tous les remèdes nouveaux, allopathiques ou autres.

Je n'ai pas à m'en expliquer autrement ici, sinon pour mettre M. Sauter en demeure d'avoir à faire disparaître mon nom de toutes ses publications, brochures, etc., sans préjudice et sous toutes réserves des réparations auxquelles pourraient me donner droit ces faits abusifs ou des procédés semblables, de sa part ou de tout autre.

D^r LA BONNARDIÈRE.

REVUE FRANÇAISE
D'ÉLECTRO·HOMÉOPATHIE

LETTRES FRANCHES

Aux médecins, aux savants et aux hommes du monde
sur la Médecine du Comte Mattei

PREMIÈRE LETTRE.

Les événements graves et troublants qui ont rempli ces trois derniers mois, n'ont pas empêché l'opinion publique de se préoccuper et de s'émouvoir d'une question industrielle et commerciale qui devenait immédiatement, sous le coup de l'émotion générale, une question d'humanité et de patriotisme.

Il s'agissait, on se le rappelle, de la falsification ou plutôt de l'altération à l'aide d'un mélange en proportion énorme de cinchonine, du sulfate de quinine, livré à l'Assistance publique et à l'Administration militaire, pour le service des hôpitaux, de l'armée et de la marine de la France.

Qu'on se rassure, je n'ai pas l'intention de rentrer, ici, dans des débats épuisés, ni de revenir sur les responsabilités en jeu dans une question jugée, après le concert de protestations à peu près unanimes dans lequel la presse française tout entière s'est fait un honneur de s'unir contre un fait aussi exorbitant.

Mais il m'est permis de faire, à ce sujet, une hypothèse

rétrospective que je prends la liberté de proposer à mes confrères du Corps médical, aux pharmaciens, aux savants et à tous les hommes éclairés et instruits auxquels j'ai l'honneur de dédier ces lettres sur la médecine nouvelle du comte Mattei.

Tout le monde sait que la découverte de la quinine, l'alcaloïde si précieux du quinquina, est éminemment française ; qu'elle est due à deux savants chimistes, nos compatriotes, Pelletier et Caventou ; que Pelletier, Delondre et Levaillant, et, après eux, MM. Armet et de Lisle, ont continué l'œuvre primitive et suivi les traditions honorables de leurs prédécesseurs pour la fabrication du *sulfate de quinine* dit *des trois cachets*, dont la pureté est si universellement reconnue, et la qualité tellement supérieure, au dire des hommes compétents, que le cours du sulfate de quinine à cette marque est toujours plus élevé de 25 à 30 fr. par kilogramme, que celui de toute autre fabrication.

Ces faits étant bien établis, supposons, si vous le voulez bien, que Pelletier et Caventou qui, les premiers, surent isoler l'alcoloïde du quinquina et préparer le sulfate de quinine, eussent gardé jalousement par devers eux le fébrifuge héroïque par excellence, et se fussent réservé, pour eux et pour leurs successeurs exclusivement, le secret et le monopole de sa fabrication et de sa vente.

Que fût-il résulté de cette détermination ? Je ne sais et ne voudrais hasarder aucune dissertation apocryphe sur les conséquences problématiques de ce secret supposé bien gardé ; mais il n'y aurait, j'imagine, aucune témérité à conjecturer que, si l'on eût apprécié sévèrement le procédé de ces illustres inventeurs, au point de vue humanitaire, le monopole de la fabrication et du commerce du sulfate de quinine, entre les mains de leurs successeurs et héritiers directs, n'aurait pas du moins amené la multitude des scandaleuses falsifications dont il est l'objet depuis longtemps, et, avec elles, l'épuisement presque absolu des forêts américaines d'arbres à quinquina, la diminution de ses vertus merveilleuses et la dépréciation de son prestige primitif.

Qu'on veuille bien me permettre encore une hypothèse : Imaginons qu'au lieu de fonder la médecine dosimétrique sur l'emploi d'alcaloïdes déjà connus ou d'alcaloïdes dus à des découvertes nouvelles et journalières aussitôt rendues publiques et mises en circulation par leurs auteurs, le savant docteur Burggaeve et M. Ch. Chauteaud, son préparateur exclusif pour la fabrication des granules dosimétriques, se fussent entendus pour établir la doctrine et la matière médicale dosimétriques sur des médicaments de noms mystérieux et ne rappelant en rien leur provenance d'origine végétale ou minérale.

Que serait-il advenu de la dosimétrie? Ou plutôt qu'aurait-il pu lui arriver de pis que la double alternative d'inanité médicamenteuse ou d'énormité toxique, de suspicion ultra-homéopathique ou d'accusation d'intoxication formidable, entre lesquelles ses ennemis et ses détracteurs intéressés ou prévenus n'ont cessé de la tenir, lui déniant ses succès et son avenir, ou la stigmatisant comme un empoisonnement patenté?

Mais, n'eût-il pas été possible aussi que, restée médecine secrète ou mystique, comme d'aucuns l'appellent encore, et pourtant ne comptant plus ses triomphes dans toutes les maladies aiguës, entre les mains hardies de sagaces praticiens, elle eût, à cette heure, un nombre bien plus considérable de médecins pour adeptes, et un courant bien plus prononcé d'opinion en sa faveur, grâce à l'autorité scientifique de son vénérable fondateur?

Je pourrais formuler une troisième hypothèse qui ne serait peut-être pas la moins plausible des trois à propos de l'homéopathie hahnemanienne ; mais les deux premières me suffisent, et, sans m'y arrêter davantage, j'aborde de front ce qui semble évidemment l'obstacle insurmontable, le Rubicon à franchir à quiconque entend, pour la première fois, parler de l'électro-homéopathie.

On ne m'accusera pas, j'espère, de n'avoir pas osé prendre le taureau par les cornes, et de n'avoir posé spontanément et hardiment la question sur un terrain brûlant, en termes délicats mais décisifs, quand, passant des hypothèses à la réalité, je déclarerai franchement que le premier témoignage d'adhésion à la médecine nouvelle du comte Mattei doit être un acte de foi, un vote de confiance à son auteur, qui s'est réservé, jusqu'à sa mort au moins, avec la promesse, déjà réalisée, de le transmettre à l'*Institution la plus civilisatrice du monde*, le secret absolu de ses découvertes, qui constitueront son legs à l'humanité.

Si l'on se sent convaincu par sa propre expérience et non par le simple témoignage d'autrui, quelque digne de confiance qu'il soit d'ailleurs ; si l'on se sent entraîné par l'évidence, la constance de faits nombreux et sévèrement contrôlés par soi-même, vers la nouvelle science thérapeutique, il faut prendre bravement son parti de cette adhésion, d'ailleurs toujours libre, bon gré mal gré, coûte que coûte ; car l'homme qui la demande, mais ne l'impose pas à ceux qui viennent à lui, sait ce qu'il veut et pourquoi il le veut.

Il l'a dit, écrit et répété à qui a voulu l'entendre, il laissera dire et penser là-dessus tout ce qu'on voudra, ce n'est, au surplus, ni votre affaire ni la mienne. De fait, il est et il reste dans son droit strict de garder par devers lui la propriété personnelle incontestable, et même le meilleur des profits de ses ingénieuses et patientes découvertes, fruit de vingt-cinq ans de labeurs, de recherches, de veilles et d'expérimentations sans relâche, de sacrifices pécuniaires énormes, d'une bonne partie de sa vie enfin, consacrée à cette seule idée fixe : « élaborer, mûrir, compléter et perfectionner son œuvre humanitaire et chrétienne quand même. »

Il y a, d'ailleurs, un correctif considérable, qu'on oublie et qu'on passe trop volontiers sous silence, à cette réserve obstinée de son secret : c'est qu'il a, pendant des années, livré gratuitement et donné sans compter, des quantités énormes de ses remèdes, non seulement aux médecins et savants de tous pays qu'il a faits les premiers juges de ses inventions, mais encore à tout venant, qui en sollicitait pour les expérimenter ; que devait-il faire de plus que de montrer, durant dix années consécutives, ses merveilleux remèdes à l'œuvre, en divulgant sans la moindre réticence et dans les plus petits détails leurs préparations et leurs usages thérapeutiques ?

Il a fait davantage, cependant, car il a prouvé jusqu'à l'évidence que ses remèdes spécifiques, non seulement sont assez puissants pour triompher des maladies réputées incurables par la médecine officielle, dans l'énorme majorité des cas non absolument désespérés aux débuts des cures, ou pour atténuer et soulager dans la presque totalité de ces derniers cas les intolérables douleurs des malades, mais encore il a rendu indiscutable leur innocuité absolue en tous les cas pour précipiter ou aggraver ces maladies ; et toutes ces démonstrations par des faits sans réplique se sont reproduites sans exception entre les mains des expérimentateurs compétents et des médecins consciencieux qui se sont appliqués spécialement au traitement des maladies chroniques, diathésiques et constitutionnelles.

Je ne doute pas que quiconque — médecin ou homme de bon sens et surtout homme éclairé par la science expérimentale — aura bien étudié et largement pratiqué la médecine nouvelle, ne soit prêt à déclarer avec moi que, pour le bien même de l'humanité, il n'y a pas lieu d'envier malgré lui la divulgation d'un secret qui reste, entre les mains de son ingénieux inventeur, la garantie de la réalité, de la valeur, des progrès rapides et de l'avenir assuré de sa découverte originale, dont sa verte vieillesse est la vivante preuve.   Dr LA B.

LE COMTE MATTEI EXPLIQUÉ PAR LUI-MÊME

QU'EST-CE QUE LE PRINCIPE ÉLECTRIQUE DES REMÈDES MATTEI?

Tous les remèdes spécifiques, soit sous forme de granules solides [1], soit sous forme de liquides électroïdes [2], successivement découverts, adoptés et mis en circulation, qui composent la matière médicale actuelle pour la pratique de la médecine nouvelle, « *sont tirés de plantes non toxiques, ayant des propriétés ou des principes puissants qui rappellent l'action électrique. Ce sont, enfin, tous, des espèces d'électroïdes* ».

« J'ai déjà suffisamment expliqué le sens qui se rattache aux mots : *remèdes électriques, électricités*. Certains médecins, qui font de la science et point de médecine, trouvent dans ces mots une espèce de profanation scientifique ; pour moi, qui ne fais jamais des questions de mots, je trouve assez d'analogie entre mes remèdes et le mode d'action de l'électricité sur l'organisme. Ces braves docteurs savent sans doute que le courant électrique a une action instantanée ; que l'action du pôle positif n'est pas la même que celle du pôle négatif ; que le fil

---

[1] Tous les remèdes spécifiques du comte Mattei étaient, dans le principe, sous forme de liquides qu'il distribuait sous le nom de *teintures* ou *d'essences*. C'est à partir de 1869, après son séjour prolongé à Rome et ses expérimentations publiques à l'hôpital de Sainte-Thérèse, qu'il commença, je crois, à employer et à distribuer, sous forme de granules ou globules solides, les sept remèdes primitifs pour l'usage interne.

[2] Les liquides électroïdes ou à propriétés électriques, que le comte Mattei a nommés *électricités*, étaient d'abord au nombre de *onze*, qui furent réduits à *trois* jusqu'en 1872, puis portés ensuite à *cinq*, leur nombre actuel, par les découvertes successives de l'*électricité bleue* ou *angioïtique*, et de l'*électricité verte*.

voltaïque, appliqué sur un point du nerf, l'excite directement sur toute sa longueur, et que, par réflexion ou par dérivation, l'excitation se propage dans l'ensemble de l'organisme. Les docteurs qui savent tout cela ont inventé des mots, eux aussi, pour désigner les effets ; ils ont dit que le système nerveux se trouve dans un état *électrotonique*, état que le courant voltaïque a la propriété de rendre *catélectrotonique* ou *anélectrotonique*, selon le pôle qu'on considère.

« Moi aussi j'ai cherché des mots pour désigner des phénomènes nouveaux, inconnus avant moi, un peu mystérieux pour moi-même qui les ai découverts. Quand j'ai vu que mes liquides agissent avec une rapidité comparable à celle de l'électricité ; quand j'ai vu qu'en certains cas ils produisent la secousse ; quand j'ai remarqué qu'en touchant le (nerf) grand-lymphatique, à côté de la septième vertèbre cervicale, tout le système (du nerf) pneumo-gastrique remuait au loin ; quand j'ai obtenu le même effet en mettant sur la langue un ou quelques grains à sec d'*antiscrofoloso* ; enfin, quand j'ai remarqué que l'un de ces liquides augmentait les contractions tétaniques, tandis que l'autre les enlevait à l'instant ; quand j'ai vu tout ce que je viens de dire, et plus encore, j'ai dit : *C'est de l'électricité positive, négative, neutre, etc.*

« Je m'en tiens à ces mots, et je ne renonce pas encore à l'idée qu'il y ait là quelque chose qu'on peut nommer *électroïde*, ou simplement *électricité* ; ou bien, on peut dire qu'il se développe, au contact de ces liquides et des surfaces de l'organisme, une force électro-motrice comparable à celle qui donne issue au courant dans les piles galvaniques. Quoi donc ! les corps vivants n'ont-ils pas leurs courants électriques ? Et Galvani n'a-t-il pas mis en évidence l'électricité animale, qui a fourni au célèbre Matteucci des appareils comparables aux piles électriques ordinaires ? Et puis, l'électricité est-elle si bien connue aujourd'hui qu'on doive croire qu'elle est

toute et uniquement dans les cabinets et dans les bou-
teilles de Leyde ? Enfin, soit que mes électricités se
trouvent réellement emprisonnées dans les végétaux
d'où elles sont tirées, soit que le suc de ces végétaux,
par le contact avec la peau, les développe, j'aime à appeler ces remèdes extraordinaires, ces principes très puissants : *des électricités végétales.*

« Ne voulant pas dire tous mes secrets, obligé pourtant
d'en dire tout ce qui est nécessaire pour distinguer les
effets et surtout éviter les méprises de la part des praticiens, *je faisais d'abord colorer en rouge, jaune paille,
vert, bleu, etc., mes liquides électriques.* Je me suis
aperçu que l'expédient prêtait un peu à la sophistication
commerciale ; *je ne colore donc plus, j'envoie toutes
les électricités incolores, ou à peu près,* ne marquant
que sur les étiquettes les noms d'électricité *rouge,
jaune, verte, bleue (ou angioïtique), blanche,* noms
que je retiens également pour la nomenclature de la
science nouvelle.

« Les électricités (ou liquides électroïdes) ne s'appliquent qu'à l'extérieur[1] ; elles suffisent surtout quand il
n'y a que mal externe, sans lésion interne ni altérations
organiques. C'est le cas d'une foule de douleurs : dans ces
cas on aurait tort de les considérer comme de simples
palliatifs. En général, les électricités convenablement
ménagées prêtent un puissant secours pour traiter et
compléter la guérison qui, pour le fond, réclame les
remèdes internes. »

(Principes d'une science nouvelle, par le comte
César Mattei, 1880.)

(*A suivre.*)

---

[1] Les liquides électriques (électricités), réservés pour l'usage
externe exclusif, jusqu'en 1881, sont aujourd'hui indiqués également
avec succès pour l'usage interne, en boisson, dans certains cas
bien déterminés.

Pour compléter et bien faire saisir toute la pensée du Comte Mattei sur cette question essentielle, de l'électricité végétale considérée comme principe de la puissance et de l'activité de ses remèdes, j'ai cru devoir traduire de son œuvre originale en italien : *Elettromiopatia del Conte Cesare Mattei, 1878*, la note très personnelle qui suit, et qui n'a pas été reproduite dans l'édition française de 1880 :

DÉCLARATION DU COMTE MATTEI SUR LE PRINCIPE ÉLECTRIQUE DE SES REMÈDES.

Nous avons assez dit et déclaré déjà quel sens ont pour nous ces dénominations de *liquides électriques* et ce titre même d'*électro-homéopathie*. D'autres en penseront ce qu'ils voudront ; pour nous et pour quiconque a pu observer les effets constants de nos remèdes, ces mots sont bien appropriés et exactement choisis.

Et qui ne sait que *la science* n'est pas faite pour démontrer que non seulement de nom, mais encore en réalité, c'est bien là de l'électricité ? Aussi nous ne voulons pas soulever ici de questions dogmatiques ; ce serait prêter le flanc à certains grands docteurs très versés dans les sciences *physiques*, pour lesquels ce serait un jeu de démontrer que l'*électricité rouge, jaune, blanche* ou *verte, embouteillée, tangible* et *potable*, n'est qu'une absurdité. Et alors, adieu l'électro-homéopathie ! adieu tous les prodiges opérés en vingt ans et qu'elle opère encore à toute heure, *coram populo* !

Mais ce peuple, qui fait si peu de cas, qui se soucie si peu des noms et qui regarde seulement à la réalité, croit bel et bien à l'électro-homéopathie, et l'on voit se prendre à cette magique parole non seulement ces têtes chaudes du Midi, mais encore plus ces froids cerveaux de l'Allemagne, de la Russie et de l'Angleterre, où se rencontrent les têtes les plus positives du monde.

Nous déclarons et affirmons que *notre découverte repose en grande partie sur le secret de donner aux médicaments des propriétés électriques* ; nous confessons que ce langage sent l'alchimie et doit paraître peu intelligible à de pareils philanthropes, qui ne cessent de demander et de redemander nos recettes et nos formules. Mais nous ne disons rien de plus pour le moment ; nous ajouterons seulement que la science classique même reconnaît que sous les formes sensibles des corps, et entre les atomes de la matière, se cache *quelque chose qui n'est ni tangible ni pondérable*, et qu'on ne peut supposer que toutes les manifestations sensibles de *ce je ne sais quoi d'innommé*, ni son influx protéiforme sur tous les corps minéraux, végétaux et animaux, toutes ses vertus et ses propriétés merveilleuses aient été absolument dévoilées par la bouteille de Leyde ou par le fil voltaïque.

Au risque donc de passer pour un chercheur de qualités occultes, nous maintenons le nom de *remèdes électriques*, et nous prétendons guérir avec eux la goutte, le cancer, la phtisie congénitale et toute la famille des maladies incurables. Quoi de plus? Galvani, notre illustre compatriote, eut la fantaisie bizarre de rechercher le fluide électrique emprisonné dans les nerfs et les muscles des animaux et prétendit avoir trouvé ce *quelque chose*, qui « met en mouvement — nous employons ses propres paroles — et les plus petits corpuscules solides des nerfs, et, par conséquent, les substances fluidiques les plus subtiles et les plus mobiles de ce principe essentiellement actif, qu'il est impossible de ne pas reconnaitre dans les nerfs, principe diversement dénommé par divers auteurs et que nous appellerons le fluide nerveux électrique ». (Nous disons aujourd'hui le *fluide électro-nerveux.*)

Nous avons pareillement recherché le fluide *électrique végétal* ; et si l'électricité de Galvani réveille les apparences de la vie dans une grenouille morte, la nôtre rétablit la vitalité et la santé altérée dans les muscles et les nerfs de l'homme qui s'acheminait à une mort certaine.

(Elettromiopatia del conte Cesare Matteï, 1878).

INTRODUCTION A LA CLINIQUE ÉLECTRO-HOMÉOPATHIQUE

« La médecine est tout entière dans les observations » (*Medicina tota in observationibus est*) , écrivait l'illustre médecin italien Baglivi, mort à la peine, professeur à Rome, à l'âge de 38 ans.

« Nous avons souvent répété que c'était dans les observations particulières que consistaient les véritables bases de la science (médicale), et le grand Morton a dit : « Il n'y a pas eu d'autres médecins qui aient fait avan-« cer la médecine, que ces praticiens observateurs qui « ont fidèlement décrit la nature sur le vif et telle « qu'elle leur apparaissait réellement. » (Dr Double, *Journal de Médecine*, n° 148.)

Le fameux d'Alembert a écrit : « Des observations bien multipliées, bien détaillées, bien rapprochées les unes des autres ; voilà, ce me semble, à quoi les raisonnements, en médecine, devraient se réduire.» (*Opusc. mathémat.*, t. V., p. 67.)

Nous pourrions multiplier, en faveur de l'utilité, de l'importance, de la nécessité des Recueils et des Répertoires d'observations nombreuses et bien faites, pour l'exercice et pour l'avancement de la médecine, ces considérations d'auteurs si autorisés, que nous emprun·tons presque au hasard, à la volumineuse collection de Mémoires manuscrits d'un aïeul vénéré, et qui résument une pratique médicale infatigable et ininterrompue de plus de 60 ans.

Mais ce serait prêcher à des gens convertis d'avance,

et trop prévenus de prime abord en faveur des observations médicales, pour douter de leur valeur et de leur utilité, surtout quand il s'agit d'une méthode thérapeutique
nouvelle que chacun s'imagine, à tort ou à raison, pouvoir s'appliquer au besoin, grâce à un répertoire de
traitements tout indiqués d'avance pour tels ou tels cas
pathologiques. S'il faut nous en rapporter aux nombreuses demandes qui se sont produites dès le début de
cette publication, de la part de ses lecteurs et surtout de
ses lectrices et abonnés, l'annonce d'un Répertoire d'observations de maladies et d'une clinique ouverte aux
médecins et à tous les praticiens éclairés dans la *Revue
française d'électro-homéopathie*, lui a valu le meilleur
accueil, à nous les félicitations les plus empressées, et
répondrait aux désirs les plus vifs de la plupart des personnes qui s'y sont immédiatement intéressées, comme
à nos propres pensées et à nos convictions personnelles.

Nous ne voulons donc pas retarder davantage le début
de cette série d'études cliniques et thérapeutiques ; mais
il importe de bien déterminer auparavant les conditions
qui pourront rendre le plus profitables à tous les observations et les relations de traitements et de cures que
nous aurons à rapporter, en évitant tous les inconvénients que pourrait entraîner ce genre de publication.

Il ne faut pas se dissimuler que les inconvénients sont
de plus d'une sorte, et que quelques-uns doivent donner
à réfléchir, avant de s'y exposer étourdiment, au risque
de plus d'une déconvenue.

Il est peu de gens du monde assez versés en déonto-
logie médicale pour apprécier à fond les obligations
intimes et complexes de ce cas de conscience, de ce point
d'honneur médical, qu'on nomme, sans bien s'en rendre
compte, le *secret professionnel*. Mais on comprendra
sans peine qu'il doive obliger plus strictement que tous
les autres, les médecins plus spécialement consultants
qui se consacrent de préférence à l'étude et au traitement

de ces maladies, de plus en plus nombreuses et complexes, chroniques, constitutionnelles, héréditaires ou de famille, pour le traitement préventif ou curatif desquelles précisément l'électro-homéopathie peut être appelée à faire merveille et à devenir la médecine de l'avenir.

Il est donc inutile d'insister sur ce point, et presque superflu de déclarer que, bien loin de nous autoriser de ce qui se passe parfois entre confrères, dans des séances de Sociétés médicales, fermées à toutes les personnes étrangères à notre profession, et de désigner nominativement ou par des initiales réelles de noms propres ou de noms de lieux, initiales généralement trop transparentes, les personnes de notre clientèle ou même de notre simple connaissance, qui pourraient être les sujets des observations intéressantes à publier à propos de succès authentiques obtenus par la médecine nouvelle, nous nous bornerons à rapporter, avec des indications le plus souvent indéterminées de personnes et de lieux, les faits les plus intéressants et les plus décisifs de notre pratique personnelle.

Ce sera donc à notre conscience et à notre bonne foi que nous devrons prier nos lecteurs et nos honorés confrères étrangers à la médecine nouvelle, ou qui la pratiquent eux-mêmes, de vouloir bien s'en rapporter absolument, quant à la véracité et à l'authenticité absolue des observations médicales que nous attesterons de notre signature et sous notre responsabilité.

En revanche, nous promettons, à notre tour, à MM. nos honorables confrères qui, de tous les points de la France, ont bien voulu nous assurer ou nous laisser espérer leur savante collaboration, et auxquels nous faisons appel en ouvrant, dès aujourd'hui, largement la *Revue* à toutes les communications qu'ils voudraient bien nous faire, de publier leurs observations médicales avec toutes les réserves et toute la discrétion auxquelles ils penseront être tenus eux-mêmes, pourvu qu'ils appuient ces observations et ces communications de leur témoignage authentique et nominatif.

Les personnes étrangères à la profession médicale qui désireront nous communiquer, dans l'intérêt de la médecine nouvelle, des faits de traitements heureux, résultant de leur expérimentation personnelle, ou qui se seraient produits à leur connaissance ou sous leurs yeux, et qui seraient bien aises de les voir publier, seront les bienvenues et nous leur promettons d'avance d'accueillir et d'examiner avec la plus scrupuleuse attention leurs communications relatives à l'électro-homéopathie.

Toutefois, nous ne pouvons et ne devons nous engager à les publier qu'autant qu'elles présenteraient des faits précis, bien observés, exactement et succinctement décrits, intéressants au point de vue de la gravité, de la rareté ou de la spécificité des affections qui auraient été traitées et guéries plus ou moins complètement ; que, pour les affections très graves, très difficiles à reconnaître et caractériser, les faits observés seront confirmés par des diagnostics exprès de médecins praticiens, autant que possible, et même de pronostics portés par eux sur les maladies traitées ; que la direction de la *Revue* sera toujours libre, en cas de publication, de réduire les observations qui lui seront adressées, aux faits substantiels et probants, et de ne nommer les malades qui auront été les sujets de ces observations, surtout s'il s'agit de tierces personnes, qu'autant que les parties intéressées auraient elles-mêmes consenti expressément à être personnellement désignées.

A ces conditions seulement, la *Revue*, par son côté positif et pratique, pourra conquérir et accroître la notoriété et la popularité de bon aloi, supérieure à toute hostilité et à toute suspicion, l'autorité scientifique et la valeur médicale, qu'elle n'ambitionne qu'en vue de la vérité et du bien général.

La Direction.

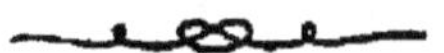

PETITE CHRONIQUE POUR LES ÉLECTROPHILES

Le roi Humbert et l'Electro-homéopathie. — S. Exc. M. le Comte Visone, sénateur, ministre de la Maison de S. M. le Roi d'Italie, a remercié, au nom de son Souverain, M. le Comte Mattei, pour la publication du Mémoire ayant pour titre : « *L'Electro-homéopathie du Comte César Mattei devant le Parlement italien* », ouvrage qui a été vivement applaudi par les plus illustres personnages du Parlement national italien.

La *Revue française* publiera prochainement la troisième et dernière partie de cet important mémoire, dont ses abonnés et lecteurs nous sauront gré de leur avoir assuré la primeur dans la presse scientifique.

Progrès de la presse médicale et scientifique. — Il résulte d'une statistique comparée des journaux des sciences médicales, publiés en 1863 et en 1883, à vingt ans d'intervalle, que *le nombre des journaux consacrés aux sciences médicales*, pour Paris seulement, est *monté de 48 à 92*. Cette multiplication générale des publications périodiques utiles, sérieuses, spéciales, entre lesquelles la *Revue française d'Electro-homéopathie* prend rang à son tour, prouve surabondamment que la masse du public qui veut s'instruire, et qui n'a pas le temps de lire de longs traités *ex professo*, a obligé le *journal* à se faire *encyclopédie* pour faire pénétrer la *science pratique* plus facilement dans les diverses couches de la société.

Les gaités de l'électricité. — Les électriciens français donnaient dernièrement leur premier dîner mensuel, sous la présidence de M. Cochery, ministre des Postes et Télégraphes. Après un dîner exquis, on a toasté naturellement. M. le Comte Halley d'Arros, au nom du journal l'*Electricité*, a remercié le ministre de sa présence ; celui-ci a répondu en promettant son concours personnel et celui du gouvernement. M. Berger a parlé de *l'avenir réservé à l'électricité* ; d'autres encore ont pris la parole ; le Dr Mallez, enfin, l'un des convives, prié de dire quelques mots, a spirituellement regretté que parmi toutes les applications de l'électricité dont il avait été question tour à tour, personne n'ait parlé de *l'électricité au point de vue médical*.

Peut-être, a ajouté en souriant le Dr Mallez, était-ce pourtant le cas, après un dîner aussi excellent que celui que nous venons de faire.

Grâce à la vogue croissante de la médecine nouvelle, n'y a-t-il pas lieu de prédire qu'avant qu'il soit longtemps, dans ces banquets mensuels, les électriciens français et cosmopolites, avant de savourer quelqu'un de ces délicats et planturaux menus, arrosés de grands crûs exhilarants, applaudiront par acclamation à une tournée de globules de *scrofoloso* du comte Mattei, en guise d'*apéritif* et d'*eupeptique*, recommandés aux fins gourmets ; puis, à mesure que circuleront les vins généreux et capiteux, précieuses reliques de nos fameux vignobles français, échappées au fatal phylloxera, on verra tous les convives réclamer des tournées successives des mêmes globules pour couronner dignement la fête en conservant jusqu'au bout toute leur gaité gauloise, en même temps que leur centre de gravité.... scientifique.

D^re DA BUENARDOR.

REVUE FRANÇAISE
D'ÉLECTRO·HOMÉOPATHIE

CORRESPONDANCE

Monsieur et très honoré Docteur,

J'ai lu avec une entière satisfaction les excellents arti·
cles du quatrième numéro de votre *Revue*.

Permettez-moi de vous communiquer quelques détails qui ne pourront qu'intéresser très vivement tous
les amis de l'électro-homéopathie, en complétant un de
ces articles.

A la page 56, ligne 21, vous dites, d'après mes premiers ouvrages, que les électricités (ou liquides électroïdes) ne s'appliquent qu'à l'extérieur.

Le temps et l'expérience, cher Monsieur le Docteur,
m'ont appris que l'usage interne de ces liquides apporte
d'immenses soulagements.

Un paysan cloué au lit par suite d'une arthrite, ayant
bu, par mégarde, toute une bouteille d'électricité bleue
(100 gouttes environ), se sentit guéri en quelques instants.

Un garçon de l'Hôtel de la Rose, atteint d'une fièvre
typhoïde depuis dix jours et à deux doigts de la tombe,
fut pour ainsi dire ressuscité et bientôt guéri à l'aide de
40 gouttes d'électricité blanche et 40 globules de Febb° 1.

Une fermière âgée de 84 ans, frappée, à l'église, d'une

---

attaque d'apoplexie, fut guérie en peu de jours en buvant je ne sais plus combien de gouttes d'électricité bleue.

Le même effet merveilleux se produisit sur le curé d'un village voisin. Ne dirait-on pas de véritables miracles ?

Je soigne les apoplexies et toutes les maladies angioïtiques à l'aide de l'angioïtico 3 et de l'électricité bleue avec autant de facilité que si c'étaient de simples courbatures ou refroidissements ; la guérison, plus ou moins prompte, est toujours assurée.

Je ne crois pas superflu, très honoré Docteur, de porter ces faits à votre connaissance, afin que vous puissiez vous rendre compte des effets des électricités sur les maladies incurables.

Un enfant tourmenté par une fièvre pernicieuse et abandonné par les médecins, soigné avec compresses d'électricité, s'endormit d'abord et se réveilla sans fièvre.

Le médecin stupéfait, vint me féliciter de cette guérison et me complimenter de ce que je savais faire des miracles.

Le croiriez-vous! Ce médecin s'est constitué, maintenant, l'un des adversaires de l'électro-homéopathie.

Vous pourrez-vous convaincre en consultant le véritable *Vade Mecum* (que M. Martignoli s'est plu à fausser), de tous ces faits et de cent autres pareils.

Avec un bon *Vade Mecum*, chacun pourra très bien se soigner soi-même, et les allopathes eux-mêmes seront bien obligés d'adopter l'électro-homéopathie, à moins qu'ils ne veuillent se faire oublier comme la vapeur a fait oublier les diligences.

Tout à vous.

MATTEI.

La Rocchetta, 2 mai 1883.

———×———

RÉPONSE A M. LE COMTE MATTEI

A tout seigneur, tout honneur. En faisant appel, dans le dernier numéro de la *Revue*, à nos confrères français et de tous pays, et à tous les praticiens et amis de la médecine nouvelle, pour les inviter à nous communiquer les observations les plus intéressantes et les plus concluantes de leur pratique personnelle, ou des faits intéressant l'électro-homéopathie, qui viendraient à leur connaissance ; en consignant d'autre part, dans une simple note (p. 56), la mention du progrès récent accompli dans les applications des liquides électroïdes ou électricités, par leurs usages internes en boisson, dans certains cas déjà bien déterminés (sur lesquels nous nous proposions de revenir), nous ne pouvions nous attendre — en eussions-nous formé le souhait, pour nous comme pour nos lecteurs, à voir le comte Mattei, l'inventeur de la médecine nouvelle, prendre l'initiative spontanée d'une communication aussi intéressante par les faits acquis que pleine de promesses pour l'avenir, sur cette face nouvelle, et cette phase si neuve de ses découvertes : l'usage interne des électricités, et ses succès surprenants dans des maladies généralement désespérées.

Nos lecteurs seront heureux, nous n'en doutons pas, de cette gracieuse surprise, et de la lettre pleine de faits de guérisons réelles, qu'ils viennent de lire, et qui ouvre, de main de maître, la série d'observations thérapeutiques que nous leur avons promises et dont ils trouveront désormais quelques-unes dans chaque numéro de la *Revue*.

Nous ne saurions trop remercier M. le comte Mattei d'avoir appelé notre attention sur ces faits nouveaux et inattendus, dont le premier, tout récent à l'époque de notre voyage en Italie et à la Rocchetta, en décembre 1881, nous avait été communiqué par lui-même, dans notre première entrevue ; et, puisqu'il veut bien nous honorer et nous favoriser de sa collaboration et de l'autorité de son témoignage personnel, il peut être assuré d'avance que nous ne profiterons pas, comme telle ancienne Revue genevoise, de ses communications, pour lui contester la priorité ou la réalité de ses premières découvertes, par cela même qu'il nous en annoncera de nouvelles, ou qu'il inventera de nouveaux remèdes, comme son merveilleux *linfatico* ; comme s'il n'avait pas, à faire progresser la médecine nouvelle, ou à profiter des heureuses applications de ses remèdes, les mêmes droits au moins qu'il reconnaît loyalement à tout expérimentateur et surtout à tout médecin, observateur judicieux et compétent, de poursuivre en toute liberté et de revendiquer personnellement tout progrès et toute conquête scientifique dans la voie ouverte et jalonnée par lui-même !

A notre tour, convaincus que la meilleure tactique et la meilleure diplomatie pour populariser une méthode nouvelle, aussi bien qu'un système politique avouable, est d'en exposer à la fois le fort et le faible, les lacunes ou les limites aussi bien que les ressources et la puissance, au grand jour et au grand tribunal de l'opinion publique, tout entière intéressée à ce qui touche la vie et la santé de chacun, nous appellerons l'attention et l'expérience consommée du comte Mattei sur des objets d'observations médicales des plus communes qui vont se généralisant de plus en plus, d'affections névrosiques, de maladies et dégénérescences des centres nerveux, qui nous ont paru bien souvent la pierre d'achoppement de la médecine électro-homéopathique, dont une intuition instinctive semble nous promettre qu'elles seront le triomphe dans l'avenir.

Nous ne sommes plus tant, il faut bien le redire, comme nous le laissions pressentir dès le premier article de cette Revue, une génération d'anémiques qu'une génération de névrosiques et d'anerviques. Les meilleures preuves à en fournir, c'est à la fois l'échec de plus

en plus fréquent du fer et de toutes les préparations martiales, dans les affections chloro-anémiques
les plus visiblement apparentes d'aujourd'hui ; le besoin
de remplacer le quinquina , le fer et leurs dérivés
par toutes les spécialités complexes et rivales dont les
réclames se traduisent en vrais poèmes, moitié élégia-
ques et moitié idylliques , puis par des toniques et des
reconstituants d'un tout autre ordre, dont l'arséniate de
strychnine dosimétrique deviendra la puissance la plus
élevée et l'idéal thérapeutique en dehors de l'électro-
homéopathie ; enfin , cette invention et cette mode
pseudo-médicale, ce comble d'insanité stupéfiante : *la
morphinomanie, l'atropomanie, cette folie des anesthé-
siques*, qui est en train de faire par le monde et particulièrement chez nous (si notre race, autrefois si éveillée
et de primesaut, ne réagit électriquement), un peuple aux
cerveaux vidés, aux sens éteints, aux généreux mouvements abolis, de véritables somnambules perpétuelle-
ment hallucinés par l'opium, la nicotine et le hats-
chisch.

Aujourd'hui, la médecine nouvelle a fait ses preuves,
largement, partout, dans la plupart des maladies chroniques, constitutionnelles, diathésiques, internes ou externes, dites chirurgicales, réputées absolument et généralement incurables par la science officielle; elle n'en est plus
à compter ses succès et les guérisons réelles et durables
obtenues dans une multitude de cas d'une gravité et même
d'une léthalité indubitables avec les ressources de la
thérapeutique ordinaire et classique, pourvu que l'électro-homéopathie n'ait pas été réclamée trop tard pour
ressusciter des morts ou faire des miracles d'un ordre
surnaturel, elle, médecine humaine et naturelle, mais
qui sait n'être rien de plus.

Ce serait un service énorme à rendre à l'humanité,
dans sa période actuelle de crise nerveuse suraiguë et
généralisée, d'assurer, autant que faire se pourra, le
traitement rationnel et spécial de tous les phénomènes

symptómatiques et pathognomoniques d'affections aussi désespérantes et exaspérantes que les manies de toute espèce : la folie, l'épilepsie, l'hystérie, l'hypochondrie, la mélancolie, les chorées et tics nerveux de toutes formes, les scléroses et ramollissements divers du cerveau et de la moelle épinière, les ataxies, paralysies, perversions sensorielles et musculaires, en un mot de toutes ces maladies à peu près dont la pathologie scolaire croit avoir tout dit quand elle les a classées dans le cadre nosologique des *affections qui dépendent des centres nerveux (Maladie de Parkinson, etc., etc.)*.

Nous espérons que le comte Mattei voudra bien encore une fois consacrer quelques instants précieux, dérobés à ses rares loisirs de chercheur infatigable, pour nous adresser une nouvelle lettre, aussi longue qu'il voudra, toute pleine d'indications de traitements heureux pour ces affections nerveuses dont les innombrables sujets béniront ses efforts et ses soins pour les soulager, et grossiront ainsi *la nouvelle armée du salut individuel et social*.

Dʳ La Bonnardière.

De la correspondance d'un de nos plus honorables clients, haut et bien placé pour apprécier sainement et justement les hommes et les choses, nous extrayons, pour l'édification de tous ceux qui suivent avec attention et intérêt, mais aussi avec une impartialité absolue, la marche et les progrès de la médecine nouvelle, les quelques lignes qui suivent :

« Vous ne sauriez croire à quel point la médecine du comte Mattei s'est répandue, dans ces derniers temps, à Paris. Les essais ne sont pas toujours heureux, ni bien ni mal, faute, j'en suis convaincu, d'une direction intelligente et vraiment médicale.... »

Nous remercions notre illustre confrère, le D<r> Don José Ramon de Torres y Martinez, directeur de la Revue médicale « *la Consulta* », de Cadix, pour l'échange gracieux de son journal avec notre Revue. C'est une bonne occasion de signaler les progrès et l'extension de la nouvelle médecine en Espagne où la *Revue française* compte déjà des correspondants honorables et distingués.

LE COMTE MATTEI EXPLIQUÉ PAR LUI-MÊME

QU'EST-CE QUE LE PRINCIPE ÉLECTRIQUE DES REMÈDES MATTEI?

(Suite.)

Nous ne nous lasserons pas d'insister sur le principe électroïde, électrique, électro-physiologique, électro-thérapeutique, de quelque nom qu'on veuille l'appeler, peu importe, ou mieux, selon nous, du principe *électro-biotique* ou *électro-vital* dont nous nous sommes habitués à le désigner, qui manifeste son action, sa puissance physiologique et curative dans les divers éléments solides ou liquides de la matière médicale nouvelle du comte Mattei.

Car, c'est évidemment, nous allions dire presque exclusivement par là que ressort l'originalité de l'invention de la médecine nouvelle, en même temps que ses analogies avec l'électricité végétale, avec le magnétisme animal, en ce qu'il a d'indiscutable, sont attestées et démontrées expérimentalement tous les jours par sa conformité d'action avec l'électricité statique et dynamique sous quelque mode qu'elle soit employée actuellement en médecine, dans ses influences diverses sur le principe vital, autrement dit sur la vitalité de l'homme et des animaux, soit en santé, soit en maladie.

Les citations que nous donnerons aujourd'hui se rapporteront spécialement à l'invention, aux modes d'emploi, aux effets médicaux des divers liquides électriques, et à leur distinction en électricités positives, neutres et négatives. Elles donneront une preuve de plus que ce n'est point sur un empirisme résultant d'effets fortuits et passagers, mais sur une méthode expérimentale vraiment scientifique et sur des déductions rigoureusement logiques que le comte Mattei a cru pouvoir établir sa *science nouvelle*.

Nous emprunterons ces citations, aussi importantes que pleines d'intérêt, à celui des opuscules du comte Mattei qui est peut-être le moins connu en France, à sa première publication en date, et nous les traduirons librement soit du texte, soit des notes très nombreuses et très développées de cet opuscule qui parut en 1874, aux débuts de ses luttes, *pro aris et focis*, sous ce simple titre qui est loin d'en refléter les ardeurs : *Un peu d'histoire sur les remèdes Mattei, à propos des effets qui en sont obtenus, et de leurs modes d'emploi.*

« Il y a quatre liquides ayant des propriétés électriques, savoir : 1º Le rouge, d'action positive ; 2º le jaune, d'action négative ; 3º le blanc, toujours efficace et dont les applications sont toujours bienfaisantes (en recomposant en quelque sorte l'état neutre électro-vital) ; 4º le bleu, ou liquide pour les sujets sanguins qui ne peuvent employer sans incommodité l'électricité rouge positive, ni la jaune négative[1].

« Les électricités diverses sont généralement employées en applications (à l'aide de procédés divers sur lesquels nous reviendrons), sur les points du corps où les nerfs sur lesquels on veut agir se trouvent le plus rapprochés de la peau même, et sur les points doulou-

---

[1] L'Électricité verte, autre négative, ne fut découverte qu'après 1874.

reux des muscles. Ces applications se répètent plus ou moins fréquemment, suivant qu'elles conviennent pour obtenir la guérison.

« Une névralgie sciatique, par exemple, se traite et se guérit en appliquant l'électricité convenable vers l'extrémité de l'épine dorsale, là où prennent naissance le nerf *sciatique* et le *crural*, puis au point de la cuisse où sort le nerf sciatique, au jarret, et à la malléole où il affleure.

« Les électricités s'appliquent souvent à l'occiput ou à la nuque, et au creux de l'estomac, aux points où, comme on sait, le nerf grand-sympathique se trouve le plus rapproché de la peau, c'est-à-dire aux deux côtés de l'*atlas*, la première vertèbre du cou, puis de la septième vertèbre saillante du cou, qui repose elle-même sur la première vertèbre dorsale, et dans le creux épigastrique, sous lequel s'étend le *plexus solaire* du grand-sympathique.

« Etant donnés un spasme, une douleur, quelle électricité doit-on employer pour les faire cesser ? La positive ou la négative ?

« Les faits d'expérimentation démontrent que l'une et l'autre peuvent faire cesser les douleurs et les spasmes douloureux, suivant les cas. Donc l'état de santé doit être l'état neutre et l'état de douleur doit être l'état neutre électrique *décomposé*.

« Mais de quelle électricité doit-on faire usage pour recomposer l'état neutre (de santé) ?

« On ne peut, sur ce point, se régler que d'après les faits qui démontrent que dans la grande majorité des cas l'électricité positive est la plus favorable. Aussi fait-on toujours et tout d'abord usage de la rouge positive durant quelques instants. Si l'effet heureux ne répond pas à cet essai, on fait usage de la *jaune négative*. Si la douleur ne cède ni à l'une ni à l'autre, alors on emploie l'*électricité bleue* destinée aux sujets sanguins, car alors la douleur est (très probablement) produite par un défaut ou vice dans les fonctions de circulation du sang. Là, d'ailleurs, où l'on a affaire à un sujet évidemment sanguin, on ne doit même essayer ni de l'électricité *posisive* ni de la *négative*, mais bien attaquer immédiatement le mal par l'électricité *angioïtique*.

« A l'une ou à l'autre de ces électricités, la douleur doit céder, excepté dans les cas de grave altération du sang, où, sans une cure interne, on ne peut, avec leur aide exclusivement, obtenir une véritable guérison. D'autre part, le remède interne qui ramènera à l'état sain et naturel telle ou telle humeur altérée qui rend tel nerf sensible et douloureux, fera disparaître cette douleur, mais dans un temps plus long.

« On a dit que les électricités aident aux cures internes. On le voit manifestement et matériellement dans les ophtalmies, où l'électricité, appliquée à l'occiput et aux divers points susindiqués du grand-sympathique, amène rapidement du larmoiement et de la diminution dans le gonflement et l'inflammation oculaires. On le voit encore dans l'érysipèle de la face, lorsque l'application de l'électricité à l'occiput et aux divers points du grand-sympathique produit presque instantanément le dégonflement de la partie enflammée. On le voit, enfin, dans les plaies, quand, à la suite de l'application de l'électricité aux nerfs qui leur correspondent, il se produit une suppuration ou une émission instantanée de quelque humeur. »

(*A suivre.*)

<hr>

ERRATUM DU Nº D'AVRIL. — Page 55, ligne 16, au lieu de : (nerf) grand-lymphatique, lire : (nerf) grand-sympathique.

VARIÉTÉS

LA MALADIE ET LA MORT DU PAUVRE

AUJOURD'HUI — DEMAIN
Par Mlle G***.

Le pauvre tombe malade, il passe les premiers jours de sa maladie à la maison. Mais le mal persiste, il empire toujours ! Le médecin des indigents lui dit un beau matin : « Il faut aller à l'hôpital ; les remèdes coûtent trop cher, vous ne sauriez vous en procurer. Allons ! à l'hôpital, et sous peu vous serez remis ! »

Il avait déjà songé à cela, le malheureux, et toutes les fois que pareille idée lui avait traversé l'esprit, il avait soupiré..., frémi ! mais il ne peut se procurer des remèdes ; les ressources font défaut, et ce n'est certes pas dans la maison du pauvre qu'on trouvera ce superflu, qui, à la rigueur, pourrait être vendu ou consigné à un Mont de Piété ;

Il salue tristement sa famille bien-aimée ; il jette un dernier regard aux quatre murs témoins de ses peines et de ses joies, il se traîne à l'hôpital. Il passe cette porte avec un serrement de cœur : il est admis, il se laisse conduire dans une salle commune et coucher dans un lit numéroté et banal ; à droite, à gauche, devant lui, il ne voit que des files de visages amaigris, des yeux hagards, qui tous se fixent sur lui avec une vague curiosité. Non loin de là, les draps d'un lit sont tirés jusqu'au chevet, et laissent deviner un cadavre. « Dans quelques jours, pense le nouvel hôte, je suivrai peut-être cet inconnu dans la tombe ; comme lui je deviendrai cadavre oublié dans un lit, seul au milieu de tant de malheureux qui souffrent ».

Sa femme et ses enfants accourent aux jours de visite

fixés par le règlement. Ils lui apportent quelques instants de consolations, que suivra une nuit plus triste, peuplée de spectres funèbres.

Un jour, et ce n'est pas celui de la visite, son état s'aggrave rapidement. « Ah ! que ne puis-je voir mes enfants pour la dernière fois ! » soupire-t-il. Mais personne pour aller avertir la famille que le père se meurt.

L'obscurité envahit la salle, la respiration du malade devient pénible, ce sera bientôt le râle de la mort ; une sueur froide humecte son front et son visage ; ses lèvres brûlées demandent une goutte d'eau. L'infirmier de ronde s'en aperçoit, lui donne à boire et passe à un autre lit... Et la lutte contre la mort se continue, la mort l'emporte.... Vient un prêtre qui récite les prières de l'agonie, après avoir rempli auprès du moribond son suprême ministère. — « Mes enfants ! je voudrais encore une fois voir mes enfants !! murmure le mourant d'une voix entrecoupée de râles et de sanglots....

Personne ne l'écoute. Au matin tout est fini ; le linceul ne recouvre plus qu'un cadavre.

Ses enfants — le jour de la visite arrivé — viennent pour voir leur père... — « Il est mort. » — C'est tout ce qu'on sait leur répondre.

Telle est la scène déchirante qui chaque jour se renouvelle. Mais pourquoi la maladie du pauvre ne peut-elle donc être entourée et soulagée par la présence et les soins de ceux qui lui sont chers ? Pourquoi une semblable cruauté envers les mourants ? Croit-on qu'un cœur généreux ne puisse battre sons les haillons ? Un père n'est-il donc plus père, parce qu'il est misérable ? Je n'ai pu m'empêcher de tressaillir, toutes les fois que le hasard m'a fait passer devant la porte d'un hôpital ; toujours il m'a semblé entendre scander à mes oreilles le vers terrible du poète florentin :

Lasciate ogni speranza, o voi ch'intrate !

Que faire ?

Que faire !!... mais, le problème est résolu ! mais un homme a pu s'écrier, à l'instar d'Archimède : *Euréka !* Le comte Mattei aura, pour ainsi dire, affranchi la maladie du pauvre de ce lugubre et fatal dénoûment en donnant l'électro-homéopathie.

Le jour où cette science sera connue et acceptée de tous, le malheureux pourra, sans le secours de soi-disant philanthropes, lutter corps à corps avec la maladie, plus certain de la victoire, étendu sur le plancher de son malheureux taudis que couché dans un lit d'hôpital !

Mourir ! il le faut bien : c'est la loi égalitaire de la nature à laquelle nul homme ici-bas, riche ou pauvre, ne peut se soustraire. Mais le père, mais la mère pourront, du moins, en mourant donner ou demander un dernier baiser à leurs enfants, et les enfants, eux, n'auront pas à se dire : « Faute de remèdes, nous n'avons pu soigner notre père... et nous l'avons dû confier à des mains étrangères ! Ils n'auront plus à craindre que le cadavre de celle à qui ils doivent le jour soit jeté sur une table de marbre de quelque amphithéâtre ou dépecé dans quelque salle de dissection, sans qu'il leur soit permis de lui rendre les suprêmes devoirs de la piété filiale et chrétienne.

Et ce progrès — progrès énorme — nous le devrons à l'électro-homéopathie, aux prix modiques de ses remèdes; avec une minime dépense, je parle avec toute la certitude que donne l'expérience, on pourra soigner n'importe quelle maladie dans les familles réduites aux plus modestes ressources.

J'en appelle à ceux qui, comme nous, connaissent les prodiges de la nouvelle science ; notre devoir à tous consiste à faire pénétrer, dans un but vraiment humain et bienfaisant, jusque dans les hameaux les plus ignorés, jusque dans les chaumières les plus oubliées, cette expression visible de la Providence : *l'Electro-Homéopathie.*

PETITE CHRONIQUE POUR LES ÉLECTROPHILES

Nouvelle découverte électroscopique. — On avait parlé, dans ces dernières années, d'une découverte d'Edison, l'inépuisable inventeur américain, qui avait trouvé le moyen de transmettre à distance, à l'aide de l'électricité, des images, des photographies ; puis, il fut question du télélectroscope, et, en 1880, du diaphote, appareil merveilleux, inventé par le Dr Lichs, de Bethléem, en Pensylvanie, et simultanément, par un professeur italien, pour voir, à distance, l'image reproduite des personnes avec lesquelles on pouvait en même temps s'entendre, grâce au téléphone. On annonce aujourd'hui que le docteur Guidrah, de Victoria (Australie), a inventé *un appareil électrique* à l'aide duquel il est possible de transmettre à distance les vibrations lumineuses d'un objet ou d'une personne, et de reproduire ainsi leurs images réelles, à travers un espace indéterminé.

N'est-ce pas le cas de répéter, à propos de l'électricité, qu'à chaque découverte nouvelle, on comprend qu'elle en cachait une autre non encore soupçonnée? Elle réserve bien d'autres surprises, sans doute, que nous n'aurons fait qu'entrevoir et dont nos petits- neveux seulement seront appelés à profiter.

La Médecine de l'avenir. — Prenons, par hypothèse, un exemple anticipé de ce qui pourrait se produire en France, d'ici à un demi-siècle. Supposons que la plupart de nos grandes villes, d'une extrémité de la France à l'autre, soient reliées entre elles par un *réseau téléphonique et télélectroscopique*, comme New-York et Chicago, éloignées l'une de l'autre de 400 lieues, plus de deux fois la distance de Paris à Marseille, communiquent déjà téléphoniquement. Conçoit-on bien d'avance quelle révolution une telle facilité de communication amènerait dans toutes les habitudes actuelles? Quelle décentralisation et quelle centralisation à la fois !

Qu'on imagine, en effet, un médecin consultant assis, comme en son cabinet, chaque jour, dans un bureau central de Paris, de Lyon, ou de Tours, etc., loué à tant l'heure, écoutant tour à tour, durant quelques minutes retenues d'avance, et voyant à la fois de ses yeux — je ne dis pas auscultant et percutant, ce qui serait, trop fantastique — des malades à toutes distances, venus de tous les points de la France s'installer pour le consulter dans un bureau correspondant de Marseille, Nice, Toulouse, Bordeaux, Brest, Rouen, Lille ou Besançon !

En dépit du proverbe biblique : *Nil novi sub sole*, nous doutons fort qu'un Edouard Fournier de 1930, prétendît démontrer dans un *Supplément au Vieux-Neuf*, qu'une pareille invention fût renouvelée des Egyptiens ou des Grecs, ou seulement rêvée au XIXe siècle, ou même avant 1870.

Mais quel immense moyen de diffusion et de propagande pour la médecine nouvelle en vogue à cette date fantaisiste ! Quelle sera cette médecine ? *Chi lo sa ?*

Nous offririons, toutefois, hardiment de parier, pour le compte de nos descendants, que ce sera une *médecine électro-magnéto-vitaliste*, dont Hahnemann, Burq et Duchenne de Boulogne, Scoutetten, Burggraeve et Mattei auront été les prophètes et les précurseurs !

D^{re} DA BUENARDOR.

CONSEILS D'HYGIÈNE PRÉSERVATRICE. — Toutes les idées en apparence préconçues, tout au moins singulières et peu fondées en raison que nous a léguées le passé, ne sont pas à rejeter ni à dédaigner sans revision et en dehors du *criterium expérimental*, à commencer par un de ces préjugés prétendus absurdes, pour la science théorique d'il y a quarante ans, et sur lequel nous allons en appeler à la science mieux éclairée d'aujourd'hui.

Nous allons entrer dans la bonne et belle saison, et la vie aux champs ne va pas tarder à recommencer. Nous pensons être utile aux mères de famille, nos lectrices, en les invitant à recommander à leurs jeunes enfants en joyeux vagabondage dans les herbes, de respecter absolu- ment les crapauds, les grenouilles et les rainettes vertes.

Le liquide que lancent à un mètre et plus les crapauds et les rainettes, lorsque ces animaux sont irrités, pro- duit sur la peau de l'homme une affection souvent longue à guérir ; s'il atteint les yeux, les conséquences sont beaucoup plus graves et peuvent aller jusqu'à la perte de la vue.

Le simple toucher de ces animaux est même dange- reux : il résulte, par exemple, d'expériences de M. Vul- pian, que les pustules qui se trouvent sur la peau du crapaud, ou, à un état moins apparent, sur celle de la salamandre, du triton et même de la grenouille, renfer- ment un vrai poison.

On croyait généralement la grenouille bien inoffensive et cependant plusieurs cas d'ophtalmies violentes ont été signalés comme provenant du contact des doigts sur la conjonctive après avoir touché la peau d'une grenouille.

Or, M. Vulpian, en grattant la peau du cou, particu- lièrement riche en glandes chez le crapaud, a recueilli un liquide dont une goutte injectée sous la peau d'un moineau, a suffi pour déterminer sa mort au milieu d'affreuses convulsions. La même expérience, répétée sur la grenouille elle-même, a amené une fin semblable, mais après un temps plus prolongé.

On fera donc bien de s'abstenir de toucher directement les animaux batraciens et les reptiles, et surtout d'éviter que les enfants y touchent.

Eh ! bien, grâce à l'hygiène antidotique, électro-homéo- pathique, il suffira, pour conjurer de pareils accidents dans le cas où les enfants auraient manié quelques-uns de ces batraciens, décidément venimeux, de faire une di- lution de 10 à 12 granules de scrofoloso[2] ou de scrofoloso[3] dans une grande verrée d'eau pure, légèrement alcooli- sée, dont on se servira pour faire des lotions sur le vi- sage et les mains, etc.   Dr La Bonnardière.

REVUE FRANÇAISE
D'ÉLECTRO·HOMÉOPATHIE

A M. LE Dr P. LANDRY

Directeur de la *Revue Electro-Homéopathique du Nord de la France.*

Grenoble, 22 juin 1883.

Monsieur et très honoré Confrère,

Il y a juste un an qu'appelé par un de vos clients dans le Centre de la France, vous voulûtes bien, sur mon invitation confraternelle, passer, en vous en retournant, par le Dauphiné, et venir, pour quelques heures, accepter notre modeste mais cordiale hospitalité à la table de famille; là, dans quelques causeries à cœur ouvert, au courant des idées et des questions que, tour à tour, nous soulevions l'un ou l'autre, effleurant les sujets les plus divers, vous me communiquâtes vos vues et vos opinions personnelles sur les questions médicales qui nous intéressaient davantage et nous resserrâmes des relations amicales ébauchées d'abord dans une correspondance de six mois, à propos de la médecine nouvelle du comte Mattei.

Vous souvient-il, comme à moi, de cette splendide journée du 23 juin 1882, — rare entre tant de journées d'une année pluvieuse par excellence, — que nous employâmes à faire ensemble cette ravissante excursion à la Grande-Chartreuse, dont vous pensiez devoir conserver de si émouvants souvenirs, avec l'espoir d'y retour-

6

ner un jour ensemble, ce que je souhaite, en vérité, du fond de l'âme, si Dieu et la clientèle nous font encore quelques loisirs et nous permettent de pareilles rencontres. Enfin, nous nous séparâmes le soir, vous pour regagner votre grande cité, moi pour reprendre ma besogne quotidienne, un jour interrompue, et nous nous dîmes : Au revoir, où et quand, Dieu seul le sait ! Mais nous étions, dès ce jour, liés d'amitié, par tant de croyances, d'impressions et d'opinions communes, essentielles et de premier ordre, que j'aime à ne pas douter que cette amitié ne sorte toujours radieuse et sereine des quelques dissidences et divergences de vues sur des points secondaires, échappées sans artifice comme sans arrière-pensée à notre mutuelle franchise.

Moins de quatre mois après votre excursion en Dauphiné, où il paraît que vous aviez décidément trouvé votre chemin de Damas, sans que j'ose absolument revendiquer tout l'honneur de votre conversion, vous lanciez avec un zèle de néophyte enthousiaste et votre beau sang-froid du Nord, la première feuille de votre *Revue électro-homéopathique du Nord de la France*, alors que moi-même, qui rêvais un plan plus vaste, et voulais me réserver le temps de m'y bien préparer, au risque même de voir mal interpréter un silence que, depuis un an, j'étais hautement invité à rompre, je n'arrivais qu'en janvier dernier à fonder, avec mes amis et collaborateurs, la *Revue française d'Electro-homéopathie*, médecine nouvelle du comte Mattei.

A mes félicitations sincères pour votre initiative, vous voulûtes bien répondre par des éloges absolument au-dessus de mes humbles mérites, et dont je suis d'autant plus confus que les circonstances ne m'ont pas encore permis de faire honneur à la lettre de change de collaboration que vous avez tirée sur moi, au nom de vos lecteurs. Non content de m'avoir présenté avec une faveur si marquée à la clientèle des lecteurs de votre *Revue*, vous avez bien voulu, encore plus récemment, souhaiter la bienvenue à la *Revue française* sous ma direction, en termes trop bienveillants et trop élogieux pour que je n'en aie pas été vivement touché, malgré quelques réserves attestant un simple malentendu , que la lecture même des deux derniers numéros de cette *Revue* aura, je n'en doute pas, suffi pour dissiper.

J'attendais, je vous l'avoue, avec une certaine impatience, d'avoir doublé le cap du premier semestre de cette publication, où je crois avoir déjà plus d'une fois fait preuve d'indépendance et de sincère dévoûment aux intérêts sacrés de l'humanité souffrante, pour vous faire à mon tour, Monsieur et très cher Confrère, le salut de la plume qu'on se doit et se rend entre champions d'une même armée, entre défenseurs fidèles et libres d'une même cause humanitaire. Accoutumés à voir les choses de haut et d'ensemble, comme il convient à des médecins généralisateurs et publicistes, restons, si vous en croyez cette amitié, au-dessus et en dehors des divisions et des querelles irritantes et extra-médicales qui ne nous regardent pas et qui ne seraient d'aucun profit, et surtout d'aucun agrément pour nos lecteurs, auxquels nous ne devons pas moins tâcher de plaire que d'être utiles.

Pour vous, très cher Confrère et ami, qui êtes de trois mois en avance sur nous, comme pour nous qui touchons aujourd'hui au bout de notre première période semestrielle, je souhaite que le succès auquel vous donne droit votre initiative personnelle couronne vos efforts et vos luttes pour ce que nous croyons tous deux être la vérité, autant que nous avons à nous féliciter nous-mêmes des résultats encourageants obtenus en six mois par la *Revue française*, du nombre toujours croissant de ses lecteurs et de ses abonnés, et qui ne peut que s'accroître encore à partir de ce jour où nous nous efforcerons de multiplier le nombre et l'intérêt des documents variés, et de plus en plus importants pour la connaissance, la pratique et les progrès de la médecine nouvelle.

Ce qui nous fortifie et nous encourage le plus, en nous

garantissant l'avenir et le triomphe de notre œuvre , ce
sont les adhésions à titre d'abonnés ou de collaborateurs,
les questions et demandes réitérées de renseignements
théoriques et pratiques sur la méthode nouvelle du comte
Mattei, qui nous sont adressées par un certain nombre
de confrères distingués que l'évidence des faits, s'ils en
sont une fois témoins, nous ralliera plus sûrement que
tous nos articles de Revue ; ce sont plus encore les
nombreuses demandes journalières de consultations et
de conseils médicaux nous arrivant de toutes parts, des
points les plus éloignés de la France, de plus en plus de
Paris même où l'on constate depuis cette année un courant d'opinion considérable et de vogue marquée en faveur de cette méthode thérapeutique nouvelle ; ce sont
enfin les félicitations et les conseils venus de haut et de
personnages en parfaite situation de nous affirmer que les
allures et le ton de la *Revue française* seront compris et
appréciés par un public influent, et qu'elle agira *suâ vi
ac potestate.*

Continuons donc, Monsieur et très cher Confrère, à
marcher chacun dans notre voie, vers le même but, sans
nous inféoder à personne, ce qui n'est pas plus dans
mes habitudes que dans les vôtres, je crois, tout en restant respectueux pour les vrais maîtres du savoir et de
l'art médical. Pour moi, disciple convaincu du regretté
docteur Scoutetten et l'un des premiers adeptes du professeur Burggræve, parce que, en dosimétrie encore, je
vois avec lui une méthode électro-thérapique vitaliste, et
la vraie médecine capable de guérir en les jugulant les
maladies aiguës, laissez-moi faire ressortir de la médecine nouvelle du comte Mattei, son caractère et son principe avant tout électro-vital, comme je suis heureux de
vous entendre vous, médecin homéopathe et fidèle disciple d'Hahnemann, chercher à en tirer la quintessence ho·
méopathique : ainsi nous contribuons ensemble au progrès de la médecine nouvelle qui doit être, dans ma pensée, comme dans la vôtre, plus spécialement sinon exclu-

sivement réservée au traitement des maladies chroniques, constitutionnelles ou diathésiques, réputées incurables, et en même temps nous suivons chacun notre idéal personnel:

Trahit sua quemque voluptas.

Ce qui ne m'empêchera pas de vous tendre toujours cordialement la main, de Grenoble à Roubaix, ni de me dire.

Toujours votre:

D^r La Bonnardière.

L'ÉLECTRO-HOMÉOPATHIE
Du Comte MATTEI de Bologne
DEVANT LE PARLEMENT ITALIEN
(Suite et fin.)

Quelle a été la pensée directrice du Parlement italien, le jour où il vota la loi sur l'hygiène publique, le 4 juillet 1882 ? Et avec quel esprit doit-il envisager maintenant la science nouvelle du comte Mattei, si l'on songe surtout que les représentants de la nation doivent leur mandat à un suffrage plus étendu, qu'ils représentent mieux que jadis le véritable peuple, et qu'ils semblent décidément avoir pris sur eux de s'occuper des classes ouvrières et agricoles ?

La réponse est facile : comme partout ailleurs, en Italie existe une question nous intéressant au suprême degré ; c'est la question médicale envisagée au double point de vue médical et économique.

Et d'abord, nul n'ignore que la médecine — j'entends dire la science communément acceptée dans nos Ecoles — se roidit contre toute innovation et la repousse de toutes ses forces ; elle n'a de tendresses que pour elle-même. Annonce-t-on un système nouveau qui s'éloigne tant soit peu de ses principes, ferait-il des prodiges, de véritables miracles dont l'authenticité sera affirmée par une longue expérience et des preuves indiscutables, il sera toujours calomnié, tourné en ridicule, sans que jamais l'on songe que peut-être un pareil système est utile et bienfaisant. *A priori* il est relégué au rang des impostures et des inventions du charlatanisme.

Il arrive que la médecine jette ainsi le discrédit sur elle-même ; et son obstination est cause de calamités, hélas ! trop nombreuses, et que les plus aveugles peuvent aisément constater.

Et si, indépendamment de ce premier point de vue, nous envisageons la question au point de vue économique, il faut reconnaitre franchement que la vraie médecine, la médecine scientifique, n'existe guère que pour le riche. En dehors des hôpitaux, le pauvre meurt faute d'assistance bien plutôt qu'emporté par la violence de la maladie.

Or donc, si l'Electro-Homéopathie, déjà répandue dans toute l'Europe, reconnue par la France, forte de vingt ans d'expérience, et ayant opéré une infinité de cures merveilleuses, guérit sans appauvrir, serait-il possible que le Parlement national refusât de la reconnaitre, alors qu'elle a été pour ainsi dire légitimée en France par l'Ecole supérieure de pharmacie de Paris ?

Le Parlement italien n'a dû obéir, en adoptant les lois du 4 juillet 1882, qu'à la pensée de protéger et de sauvegarder la santé publique, et dès lors il ne peut ni ne doit méconnaître les systèmes, les inventions, en un mot la science qui guérit et vient en aide à l'humanité souffrante. Si l'on pouvait s'imaginer, au contraire, que tout autre a été la pensée du Parlement , on serait contraint d'avouer qu'en Italie les représentants de la nation pensent sauvegarder la santé publique avec des programmes et des diplômes, et non à l'aide de moyens positifs qui rejettent l'imposture, la jactance et l'exclusivisme.

La condamnation de l'Electro-Homéopathie du comte Mattei serait la condamnation de la vérité, cette science n'étant que l'expression de la vérité même. N'a-t-elle pas déjà une place en Europe ? n'a-t-elle pas opéré de véritables prodiges ? n'a-t-elle point comme garantie de nombreuses expériences et vingt ans de succès ? Elle s'appuie sur des principes aussi simples que vrais ; elle a obtenu d'immenses résultats : pourrait-on prétendre, après cela, que c'est autre chose que la vérité, ou soutenir qu'elle ne représente point un progrès réel ? L'Europe entière se tourne vers elle ; partout on bénit l'intelligence qui l'a créée et la main bienfaisante qui prépare ses remèdes.

On ne saurait raisonnablement affirmer que le Parlement italien veuille renier la vérité. Dès lors, il ne peut qu'encourager le comte Mattei et applaudir à l'Electro-Homéopathie.

En définitive, qu'est-ce donc que l'Electro-Homéopathie, sinon la médecine du peuple, et plus spécialement encore, la médecine du peuple des campagnes ? Le jour où l'homme des champs, éloigné de nos grands centres de population, est assailli par une des nombreuses infirmités qui infestent nos pays, il lui faut ou mourir, délaissé par les médecins, dans sa chaumière perdue dans la campagne, aussi abandonné que la brute dans sa tanière, ou se laisser arracher à sa famille pour être trainé jusqu'à un hôpital où l'attend une mort certaine ; et, ce qui est plus affreux encore, où, devenu cadavre, il devra servir de sujet d'études aux médecins en herbe ou aux professeurs de la vieille école.

Eh ! quoi donc ? l'homme des classes ouvrières et agricoles, des classes déshéritées, de celles qui, sans contredit, travaillent pour les autres, bien qu'elles aient pour seul apanage la faim et la misère, et qui malgré tout travaillent sans cesse, n'aurait-il pas au moins le droit de mourir assisté et soigné par les personnes qui lui sont chères ?

Ce but, on ne saurait l'atteindre qu'en reconnaissant la science nouvelle qui assainit le sang, la science accessible à tous moyennant quelques centimes; et le Parlement, seul et vrai représentant des idées du peuple, qui lui a confié ses destinées, pourrait-il sans injustice méconnaître ce qui peut être utile à ce peuple, et ne pas accepter l'Electro-Homéopathie du comte Mattei comme seul et unique moyen capable de résoudre la question médicale, qui prend des proportions gigantesques en Italie, au double point de vue scientifique et économique ?

Oui, le Parlement, issu d'un suffrage plus étendu, est contraint de s'occuper de tout ce qui touche au peuple, mais au véritable peuple, au peuple qui souffre.

Nous insistons sur cette idée comme sur un argument décisif : l'Electro-Homéopathie vient en aide à ce peuple, le soigne, le guérit avec quelques centimes seulement ; s'il en est ainsi, le Parlement ne peut refuser sa protection à une telle science, et il serait ridicule de dire qu'il existe ou que l'on songe à faire des lois qui la méconnaissent et la combattent, s'il est vrai, toutefois, qu'il ne puisse y avoir de lois en contradiction avec les intérêts et la vie du peuple.

Les nations étrangères applaudissent l'Electro-Homéopathie, vénèrent son inventeur ; pourrait-on dès lors concevoir qu'elle ne trouve point un appui auprès des représentants du pays qui l'a vu naître ?

On verrait se répéter les persécutions de Galilée, renaître l'indifférence qui risqua de faire avorter les projets de Christophe Colomb !

L'Italie, serait-elle destinée à repousser sans cesse les génies les plus universels, à contraindre ses enfants les plus illustres d'aller chercher à l'étranger un appui, des encouragements qu'elle s'obstine à leur refuser ?

Autres temps, autres mœurs. L'Italie, désormais maîtresse de ses destinées, compte sur les représentants de la nation pour protéger toute découverte capable de rehausser sa gloire, pour encourager le génie à se développer sur notre terre si fertile en inventions sublimes, au lieu d'émigrer à l'étranger et d'apporter les plus grands avantages chez des peuples voisins.

Le Parlement déclarera donc que les lois sur l'hygiène publique ne touchent en rien l'Electro-Homéopathie. Une telle science qui se base sur des données nouvelles, qui a obtenu d'immenses résultats en Europe, sera reconnue et encouragée, afin que ceux qui l'ont divulguée, forts de l'appui du gouvernement, puissent redoubler d'efforts et apporter ainsi de plus grands avantages au peuple qui souffre, et l'Italie ajoutera ainsi un nouveau fleuron à sa couronne sur laquelle sont écrits tant de noms illustres.

FIN.

Traduit de l'italien par Mlle GHIRELLI.

LE COMTE MATTEI EXPLIQUÉ PAR LUI-MÊME

QU'EST-CE QUE LE PRINCIPE ÉLECTRIQUE DES REMÈDES MATTEI ?
(Suite.)

« Mais l'électricité donne bien d'autres résultats, et plus brillants et plus utiles, quand elle s'applique aux altérations qui ne sont pas entretenues par les humeurs organiques.

« J'ai soigné un sieur Monzali, affecté de tétanos partiel. Blessé à un tendon d'une main, il avait cette main contractée et le bras presque inflexible.

« Le professeur Rizzoli conseillait l'amputation de la main. Quand le malade fut disposé à l'opération, il était déjà bien tard pour la pratiquer, et il convenait d'amputer tout le bras. Les convulsions, les contractions augmentaient toujours ; il était perdu.

« Après qu'on lui eut fait une application d'*électricité*

rouge à l'occiput (à la nuque), son état, déjà bien grave, s'aggrava davantage. Mais après qu'on lui eut fait une application d'*électricité jaune* au même point, il eut à l'instant le bras libre. Ayant été touché plusieurs fois par jour avec cette même électricité jaune, d'abord à l'occiput, puis au grand-sympathique (aux deux côtés de la dernière vertèbre cervicale saillante), et au point du tendon blessé, en un peu plus d'un mois il ouvrit la main, il était guéri.

« Après une quarantaine de jours, il fut piqué par une guêpe à la main qui avait été blessée, et la main se contracta de nouveau, et l'on vit les convulsions tétaniques recommencer. Et aujourd'hui (1874), après dix ans depuis ces accidents, ledit sieur Monzali vit en parfaite santé au faubourg San-Rufillo, de Bologne.

« Ce fut le premier cas qui me montra l'action opposée de deux électricités.

« Cette action contraire de deux liquides électroïdes une fois constatée avec évidence, il restait à vérifier et à décider laquelle des deux électricités était positive et laquelle était négative (dans le sens attribué, en physique, à ces deux expressions). Je commençai donc à observer les cas de prostration des forces en appliquant constamment à ces cas l'électricité (rouge, qui m'avait apparu expérimentalement) positive.

« Un jeune époux, absolument à bout de forces, après une application de cette électricité au grand-sympathique, reprit à l'instant sa vigueur première.

« Le chanteur bien connu, M. Vizzani, exténué de toute force et de la voix, recouvra bientôt l'une et l'autre par l'attouchement de l'électricité rouge, positive.

« La même chose arriva au célèbre chanteur Giulini.

« Un cuisinier d'hôtel, asphyxié par l'acide carbonique et privé de sentiment, recouvra la santé, grâce aux applications de l'électricité rouge (avec l'usage interne de l'antiscrofuleux).

« Beaucoup de gens, exténués de dysenterie, de vieillesse, d'infirmités, ont recouvré leurs forces grâce à
l'électricité rouge, appliquée au nerf grand-sympathique
(au bas et en arrière du cou, aux deux côtés de la
dernière vertèbre cervicale), à l'occiput (au creux de la
nuque) et au plexus solaire. Après ces faits et mille autres semblables, je crus pouvoir établir, en principe, que
l'électricité teinte en rouge avait une action positive, et
réciproquement, que l'électricité teinte en jaune avait
une action négative. Car, à l'opposé du sieur Monzali, le
marquis Antaldi Viti, de Rome, ayant été affecté de
douleur au sein gauche, une application d'électricité
jaune (négative) ne fit qu'aggraver la douleur spasmo-
dique. Mais à la suite d'une application d'électricité
rouge, il en fut instantanément délivré.

Encore un exemple concluant : Il y a quelques jours
(1874), qu'un jeune homme du village d'Affrico, peu
éloigné de la Rocchetta, fut congédié définitivement de
l'armée italienne, comme absolument épuisé et déclaré
pour toujours impropre au service militaire.

« Ce jeune homme, Zéphyrin Mazzetti, âgé de 26 ans,
touché avec l'électricité rouge, retrouva de la vigueur
en quelques minutes, et se porte actuellement mieux que
le médecin qui lui avait délivré son congé.

« A Rome, à l'hôpital Sainte-Thérèse, qui m'avait été
concédé (sur la demande du Dr Pascucci), par le vénéré
pontife Pie IX [1], pour y expérimenter mes découvertes
scientifiques (1869), *j'ai pu observer et noter, en présence d'un grand nombre de médecins, entre autres de*

---

[1] Ainsi c'est encore la Papauté, coutumière de pareils faits,
quoique réputée ennemie des progrès scientifiques, avant les
gouvernements prétendus libéraux et progressistes, avant les
académies et facultés savantes, c'est la Papauté qui, spontanément,
mit, à Rome même, et sous la direction et l'autorité du professeur
L. Pascucci, médecin romain distingué, un vaste hôpital général à

M. Lutze, médecin allemand de grand renom, qu'un jeune homme de 21 ans, Angelo Zeppi, avait presque perdu la vue : « Je vois, disait-il, qu'il y a là un cadre, mais je ne vois pas ce qu'il contient. » Il fut touché à l'occiput avec l'électricité rouge positive. Peu après il vint à notre recherche, et tout joyeux : « Savez-vous, nous dit-il, je vois qu'il y a dans ce cadre une carte de géographie. »

« Il fut touché de nouveau avec la même électricité, à l'occiput et au sympathique, et, venu à l'audience (la clinique de l'hôpital Sainte-Thérèse), presque aveugle, il en ressortit lisant un livre.

« Le Dr Lutze a publié ce fait dans un ouvrage imprimé en Allemagne.

« Ce qui a été obtenu avec l'électricité pour le rétablissement de la vue, s'obtient pour l'odorat si on applique l'électricité convenable sur la racine du nez ; pour l'ouïe, en l'appliquant aux trois petits muscles qui sont derrière l'oreille, et, en faisant ouvrir la bouche, à la fossette ou cavité qui se montre alors entre le muscle masséter (qui recouvre le condyle de la mâchoire inférieure) et le lobe de l'oreille ; pour le toucher, en agissant sur la peau en général, et, en particulier, sur le nerf grand-sympathique, sur le plexus solaire et sur l'occiput.

« Les douleurs de dents disparaissent si on applique un instant l'électricité appropriée, sur la gencive, au point extérieur douloureux.

---

la disposition du Comte Mattei, rebuté et interdit par ses propres compatriotes, pour y installer, sous les yeux d'un public cosmopolite et de toutes conditions intellectuelles et sociales, une clinique ouverte à des milliers de malades, et lui permettre d'y fournir lui-même les preuves expérimentales de la réalité et de la valeur de ses découvertes thérapeutiques. L'avenir se chargera d'inscrire cet immense bienfait à l'actif des services sans nombre et sans prix rendus par l'Église à l'humanité.

« Entre autres faits inouïs et merveilleux, nous voulons ici signaler les suivants :

« L'avocat Poggi, de Rome, âgé de 50 ans, atteint de bégayement presque depuis son enfance, touché aux muscles hypoglosses avec l'électricité rouge positive, recouvra à l'instant la liberté de la parole.

« Le marquis Mathieu Fransoni, de Genève, âgé de 84 ans, fut délivré, en quelques minutes, d'une céphalée (mal de tête) incurable, et d'une torpeur mortelle, par l'application d'une petite compresse mouillée d'électricité blanche et appliquée au-dessus des sourcils.

« S. E. M. le comte d'Arnim, affecté d'une violente céphalalgie, à Rome, en 1869, par suite d'un coup de soleil, fut promptement et pleinement soulagé par une semblable application. »

(*A suivre.*)

(Exrait et traduit (passim), d'Un poco di storia sui rimedi Mattei (1874).

THÉRAPEUTIQUE ÉLECTRO-HOMÉOPATIQUE

CORRESPONDANCE

La lettre qu'on va lire m'est adressée par une excellente mère de famille dont la petite fille — qui en fait l'objet principal — âgée actuellement de cinq ans et quelques mois, atteinte depuis le mois de janvier 1882 de *coxalgie* ou *luxation spontanée* de la jambe gauche, était arrivée à la deuxième période de la maladie, lorsque je fus consulté pour la première fois à son sujet, par correspondance, au commencement du mois d'octobre 1882. Cette enfant a été traitée uniquement par correspondance, sans que j'aie eu l'occasion de la voir en personne durant un traitement exclusif de quatre mois, par la médecine nouvelle, après lequel elle a été complètement guérie. — Il me semble bon d'insister sur ce double fait d'une guérison rapide d'une maladie qui n'est point rare, mais qui, au contraire, devient de plus en plus fréquente dans la deuxième période de la première enfance, par un traitement médical exclusif, sans application ni emploi d'appareil d'aucune sorte, et sur des indications thérapeutiques données par correspondance, après des renseignements précis fournis par la famille, sur l'état de la petite malade, d'après le diagnostic d'un médecin et d'un chirurgien.

L'enfant avait été soumise au traitement vers le 10 octobre 1882, et dès le mois de novembre, il y avait un mieux marqué, et, en février dernier, la mère m'écrivait : « *Le traitement Mattei, que vous nous avez indiqué, a été si efficace pour notre enfant, que je puis vous dire que la jambe malade est tout à fait pareille à l'autre en longueur et en grosseur ; la petite n'en souffre jamais, on la voit marcher et même courir comme les autres enfants sans boiter et nous la considérons comme guérie.* »

En raison de l'abondance des matières pour ce numéro, je crois devoir renvoyer au numéro prochain de la *Revue* l'exposé du traitement qui a été indiqué et suivi par la famille avec autant de confiance et d'intelligence de la médecine nouvelle que de succès, comme on en jugera par la lettre ci-après :

M....., 9 juin 1883,

« Monsieur le Docteur La Bonnardière, à Grenoble,

« Il y a longtemps que j'aurais dû vous écrire pour vous remercier d'abord de la bonté que vous avez eue de m'envoyer un *Guide* pour la médecine nouvelle et vous donner ensuite des nouvelles de notre petite fille. Les nombreuses occupations qu'amène toujours un changement de saison, m'ont empêchée de penser à la correspondance. Cependant, je ne veux pas renvoyer à plus tard de vous écrire, car nous voici à la veille de notre départ pour P....., où nous avons loué un appartement pour deux mois.

« Les chaleurs que nous avons eues en R....... pendant presque tout le mois de mai ont fait pâlir la petite et il me tarde d'être installée au bord de la mer, espérant que les couleurs reviendront et l'appétit qui, quoique aussi bon, s'est un peu ralenti depuis ces chaleurs. *Pour ce qui concerne la jambe, je crois que la maladie est détruite; mais il est resté beaucoup de faiblesse. La jambe est pourtant exactement semblable à l'autre en longueur ; s'il y a une légère différence, ce serait plutôt en grosseur au mollet, mais très peu de chose. Il y a des jours où l'enfant saute et court du matin au soir sans jamais se fatiguer et d'autres où elle semble marcher avec moins de force et traîne un peu la jambe qui a été malade.* J'espère que les bains de mer et de sable la fortifieront et aideront à son complet rétablissement. J'aimerais que vous me dissiez quel nombre de bains je dois lui faire prendre et à quelle époque il serait plus efficace de les lui faire prendre. Je vous renvoie aussi les lettres que vous m'avez demandées et j'aimerais bien savoir si les remèdes en dilution ne pourraient pas être pris à sec maintenant.

J'ai lu avec plaisir la lettre de M. le comte Mattei dans le dernier numéro de votre *Revue*. J'ai fait dernièrement une petite expérience qui a réussi au delà de mon attente. Mon petit garçon, qui n'a pas encore deux ans, fut pris en se couchant d'une quinte de toux affreuse et, comme il n'était pas enrhumé, j'ai supposé que ce pouvaient être les vers qui l'avaient amenée, et je lui ai fait prendre une goutte d'électricité jaune. La quinte a été coupée à la minute et l'enfant s'est endormi paisiblement. Le lendemain soir, la quinte a recommencé et l'électricité jaune l'a encore coupée. Dans les journées suivantes, je lui ai fait boire un peu de *vermifugo* à la deuxième dilution et cela lui a fait du bien. Il est regrettable que nous soyons privés comme nous le sommes dans notre région des conseils de personnes connaissant et pratiquant bien la science nouvelle. Cependant, nous lui voyons faire chaque jour des progrès.

Veuillez, Monsieur le Docteur, recevoir, avec les miennes, les salutations bien sincères de mon mari.

E. L.....

A NOS ABONNÉS, LECTEURS ET AMIS

« En France il ne s'agit que de partir », disait l'héroïque Lamoricière, qui prêcha toujours d'exemple, comme on sait ; l'élan est donné chez nous depuis moins d'un an, du Nord et du Sud-Est, pour la médecine nouvelle, grâce à l'initiative de médecins français, *dont il est jusqu'à deux que l'on pourrait nommer.*

Avec ce numéro qui clôt le premier semestre de notre publication, nous arrivons à la première grande halte qui nous permettra de reprendre haleine, de nous reconnaître avant de poursuivre la voie où nous sommes engagés, et que s'est imposée au début comme limite de ses essais la très faible minorité de nos premiers abonnés. Nous espérons que ceux-là voudront bien nous suivre jusqu'au bout de cette première année et nous remercions cordialement ceux qui nous ont sans hésiter honorés de leur concours confiant pour la première année entière, en tenant compte des efforts que nous avons dû faire, des difficultés et des obstacles de toute sorte que nous avons eu à affronter et à vaincre pour organiser une œuvre qui n'était ni sans témérité ni sans péril, on peut le croire; et peut-être pourra-t-on s'en étonner plus tard, lorsque le couple des premiers éclaireurs sera rejoint par le groupe déjà nombreux de ceux qui hésitent encore à s'engager décidément dans la même voie, et qui dans un temps donné peuvent devenir légion. L'avenir de la doctrine nouvelle, c'est notre conviction, est entre les mains des médecins, et des médecins français qui prendront à fait et cause pour elle. Cet oracle est plus sûr que celui de Calchas.

À tous nos amis de la première heure et de toute heure, à tous nos abonnés, et à tous nos lecteurs fidèles, merci de leur appui et de leur confiance que nous nous efforcerons de mériter toujours davantage, par l'intérêt pratique que nous viserons à donner de plus en plus à la *Revue*, en attendant que le nombre progressant de ses abonnés nous permette d'en élargir le cadre et d'y apporter toutes les améliorations désirables.

La DIRECTION.

REVUE FRANÇAISE
D'ÉLECTRO·HOMÉOPATHIE

CHRONIQUE DE SAISON

Sur les avantages et les inconvénients de l'emploi simultané de la Médecine nouvelle, de l'hydrothérapie et de l'hydriatrie en général.

Vichy, 14 juillet 1883.

Entre les nombreuses questions qui me sont journellement adressées à propos de la médecine nouvelle du comte Mattei, depuis plusieurs années, surtout durant la belle saison, par un grand nombre de personnes affectées de maladies chroniques, il n'en est point de plus actuelles à cette époque de l'année, et de plus importantes à résoudre, dans la mesure du possible, que celles qui se rapportent à l'opportunité et à la compatibilité de cette médecine avec d'autres médications en faveur, pour la cure de beaucoup de ces affections, et spécialement à l'usage simultané de la médecine électro-vitale du comte Mattei et de l'hydrothérapie, de la médication hydro-minérale et thermale, etc.

Je m'empresse donc de profiter de ce que nous sommes en pleine saison hydrothérapique et thermale, — je voudrais pouvoir dire : en belle saison thermale, si nous n'étions inondés et frissonnants, à Vichy, après deux ou

---

trois journées torrides, — pour traiter, sans plus tarder, cette question importante à fond, une fois pour toutes.

Avant d'exprimer en toute sincérité ma propre manière de voir, je dois rappeler que M. le comte Mattei, dans un article d'un des numéros du *Bulletin d'Electro-homéopathie* (1881, 1re année), dicté ou inspiré par lui, et que je ne puis qu'analyser de souvenir, ne l'ayant pas sous la main, considérait comme parfaitement associables et pouvant présenter des avantages très appréciables par leur emploi simultané, l'électro-homéopathie et les autres méthodes hydriatriques : hydrothérapie, médecine thermale, traitement marin ou thalassothérapie, etc. Il préconisait même, à ce sujet, les eaux sulfureuses de la Porretta, station thermale assez anciennement connue de la Romagne, au pied des Apennins, entre Bologne et Pistora, à quelques kilomètres à peine du château de la Rocchetta, sa résidence, sur le chemin de fer de Florence à Bologne, où l'on pourrait, à la fois, suivre un traitement par ces eaux sulfureuses thermales (30 à 37 degrés), et un traitement électro-homéopathique sous sa direction. Il conseillait, par exemple, de faire suivre les bains que les malades prendraient à cette station, d'onctions générales sur toute la surface du corps avec un liniment huileux qui aurait été préparé avec une dissolution d'un certain nombre de granules de S^3 et C^5 ou de tel autre de ses remèdes, le mieux approprié pour l'usage externe, suivant les maladies des baigneurs. Il est probable qu'il devait, en même temps, leur conseiller l'usage interne de ses remèdes spécifiques, indiqués pour chacun d'eux.

Toutefois, je ne dois pas laisser ignorer à mes lecteurs que l'inventeur des remèdes électro-homéopathiques, à bon droit émerveillé de ses premières découvertes, qu'il proclame d'ailleurs providentielles, sans les attribuer à ses seuls mérites, et profondément convaincu, par les résultats prodigieux et inouïs de sa nouvelle thérapeutique expérimentale, qu'elle peut, par elle-même, en l'état actuel et surtout avec ses progrès espérables, *fare da se,* et suffire au traitement exclusif et complet de toutes les maladies humainement curables, accepte avec peine, sans les repousser absolument, dans sa pratique personnelle, tous les autres moyens hygiéniques et thérapeutiques, étrangers à sa propre matière médicale.

Pour nous, médecins, nous n'avons pas seulement à prêcher ou à traiter, — tant s'en faut, et de longtemps il n'en sera ainsi,—des convertis et des adeptes et partisans de sa méthode nouvelle; pour nous, nous ne devons et ne voulons, tout en adoptant avec conviction, confiance et gratitude cette méthode nouvelle dans tous les cas graves où elle nous semblera le plus heureusement applicable, avoir qu'un seul objectif, viser qu'à un seul but pratique et professionnel : celui de guérir, s'il est possible, radicalement, ou du moins de soulager et faire vivre plus longtemps en épargnant des souffrances souvent intolérables et capables de précipiter un dénoûment mortel. Ce qui importe avant tout, une maladie, ou mieux un malade nous étant donné, c'est d'embrasser cet objectif, de bien viser ce but; puis de bien connaître d'avance, de bien choisir à propos, sans hésiter ni tâtonner, ni perdre un temps précieux, les armes de plus ou moins grande précision, les ressources et les moyens les plus sûrs que les méthodes nouvelles ou anciennes mettent entre nos mains, pour juguler, enrayer ou combattre la maladie avec le plus de chances de succès et de victoire.

Qu'importe, quand la conscience sera tranquille, le devoir accompli, et le malade guéri, soulagé, consolé, par quelle voie on aura atteint un résultat heureux ou tâché vaillamment de l'obtenir?

Mais, à mes yeux, il y a moins encore d'exclusivisme thérapeutique possible, dans la question essentielle qui nous occupe. — En effet, je suis de ceux qui pensent, avec et après Scoutetten, que l'électricité joue un rôle prépondérant, essentiel, sinon absolu, dans le dynamisme thérapeutique en action des eaux minérales et des eaux marines, tandis que l'absorption cutanée n'y exerce qu'un rôle secondaire et subordonné.

De même, en hydrothérapie, je suis convaincu que l'électricité joue un rôle dominateur, que l'absorption et la chimiâtrie n'ont que faire d'y intervenir, et j'en appelle à la physiologie de l'avenir pour démontrer que c'est aux réactions des corps vivants, et du corps humain surtout, qu'il faut s'en rapporter pour la solution de cette question, plutôt qu'aux oscillations électroscopiques ou électrométriques des instruments, même les plus parfaits.

Rien n'est donc plus rationnel en principe, rien n'est plus raisonnable en pratique, à mon sens, que de ne rien exclure systématiquement de ce qui est conciliable, mais aussi de ne rien mêler inconsidérément de ce qui est incompatible dans l'art médical. Mme de Staël n'a-t-elle pas dit avec beaucoup de sens : « Les opinions extrêmes sont la ressource de ceux qui ne peuvent embrasser qu'une idée à la fois. »

Or, rien n'est, en quelque sorte, plus rapproché l'un de l'autre que les remèdes spécifiques du comte Mattei et les eaux minérales ; le prouver me paraîtrait même moins difficile que d'en démontrer l'analogie avec les remèdes purement homéopathiques. Il est donc très possible de faire avantageusement marcher de pair, et en beaucoup de cas, le traitement d'un certain nombre de maladies chroniques et constitutionnelles, avec un traitement marin, ou une cure par les eaux minérales ; mais il pourrait y avoir des inconvénients, des périls même à craindre de cette simultanéité dans d'autres circonstances, et il n'est pas douteux que la détermination du choix à faire de l'une ou de l'autre médication exclusivement, ou des deux ensemble et concurremment, ne doive être soumise au jugement d'un médecin expérimenté qui les ait personnellement pratiquées l'une et l'autre.

(La fin au prochain numéro.)

Dr LA BONNARDIÈRE.

ACTUALITÉS MÉDICALES

Sous ce titre général, après quelques rapides considérations essentielles, en attendant que nous puissions embrasser l'hygiène dans son ensemble et en formuler un enseignement *ex professo* qui sera l'objet d'une étude et d'une œuvre à part, au point de vue de la médecine électro-vitaliste ou médecine naturelle de l'avenir, nous donnerons aussi souvent qu'il nous sera possible, dans le cadre actuel et restreint de la *Revue*, des études théoriques et surtout pratiques, toutes d'actualité et d'à-propos que pourront nous suggérer au mois le mois nos sentiments sympathiques pour nos amis et lecteurs, et les demandes qu'ils voudront bien nous adresser, au besoin, dans l'intérêt de leur santé et de leur sollicitude pour les personnes qui leur sont chères.

A ce compte, et quoique nous ayons été jusqu'ici préservés, dans l'Europe occidentale — par des circonstances providentielles dont les saisons froides n'étaient pas les plus capables de nous garantir toute sécurité — du redoutable fléau du choléra qui semblait nous menacer l'an dernier, et qui du Japon s'était étendu jusqu'en Podolie et à Varsovie, il n'est pas de question et de motif d'aviser qui soient plus impérativement inscrits à l'ordre du jour pour les gouvernements et les administrations sanitaires instituées pour sauvegarder la santé de tous et de chacun de nous, que la question du choléra.

Aurons-nous le choléra? Bien des gens, dans notre Europe, se le demandent présentement, non sans une légitime anxiété. Il sévit à cette heure indubitablement, avec une léthalité croissante en Egypte, c'est-à-dire à nos portes,

Ce mal qui répand la terreur,

et nous sommes en plein été , avec des chaleurs intenses, heureusement traversées de nombreux et violents
orages, et tout le monde sait combien une température
élevée et constante est favorable à son extension. D'épou-
vantables exemples, tels que celui du choléra de Moscou
en 1830, en prouvant que les saisons froides n'en arrê-
tent pas toujours assurément le progrès, sont des excep-
tions non pas absolument faites pour nous rassurer. Il
est donc évident que, malgré les quarantaines par lesquelles la France a décidé de couvrir et de préserver ses
ports, ces mesures n'étant, par malheur, pas universellement adoptées par tous nos voisins, nous sommes menacés
plus encore peut-être que l'an dernier, et qu'il y a lieu de ne
pas se départir de la plus constante et de la plus stricte
vigilance. Nous ne pouvons que jeter le cri d'alarme,
mais non de désespoir, et renvoyer à qui de droit le soin
et la responsabilité d'aviser, quand il en est encore temps,
et de proclamer *que le salut public doit être la loi suprême* et qu'avec cette loi il ne doit y avoir ni accommo-
dement ni transaction possible.

C'est à nous donc, en tant que médecin publiciste et
vulgarisateur d'une thérapeutique nouvelle, qu'est dévolu
le rôle d'avertisseur aux calamités publiques et de conseiller de secours nouveaux à y apporter, qu'il ne coûte rien
d'essayer, alors que la science épidémiologique discute
encore dans les commissions sanitaires internationales,
par les voix les plus autorisées d'illustres médecins
accoutumés à observer de sang-froid et à braver en face
tous les fléaux pestilentiels, sur la nature infectieuse ou
contagieuse, endémique ou épidémique, tellurique ou
atmosphérique du *choléra asiatique*, sans parvenir à
s'entendre au nom de l'humanité, sur les mesures universelles à prendre pour l'arrêter à son milieu d'origine,
le circonscrire, le conjurer ou le combattre. Notre devoir
professionnel nous paraît aussi rigoureusement que nette-
ment tracé par notre conscience et nos douloureux
souvenirs. Car par trois fois, au début et depuis la

fin de nos études médicales, nous a été donné le triste privilège de l'observer dans les épidémies de 1849, de 1854 et 1866.

Nous n'avons point à refaire l'histoire de ses multiples invasions, en Europe par la Russie, de 1823 à 1832 ; en Allemagne, dans les Etats du Nord ; en Angleterre, en France, puis plus tard en Espagne, en Portugal, en Italie, en Grèce même, une première fois préservée, alors que la Suisse seule est restée constamment indemne de ses atteintes dans toute l'Europe.

Nous venons de relire, pour raviver nos commémoratifs scolaires, une volumineuse collection de documents, rapports, monographies, instructions administratives, publications allopathiques et homéopathiques, etc., sur ce formidable sujet; mais c'est à une excellente étude publiée à la fin de 1882 dans le *Journal de la santé publique*, dont l'auteur, M. R., ne nous est connu que par cette initiale, que nous emprunterons le résumé de ce que nos lecteurs non médecins ont intérêt à bien savoir de la définition, de la nature, de la symptomatologie et de la marche de cette maladie pestilentielle, avant de leur exposer les moyens prophylactiques et thérapeutiques que la nouvelle matière médicale pourrait tenter et mettre à leur disposition pour la conjurer et la combattre, si, ce qu'à Dieu ne plaise, il venait encore une fois envahir et ravager la France.

Qu'est-ce donc que le choléra? Sans renouveler les savantes et interminables discussions qui ont eu lieu pour savoir si le mot vient du grec ou de l'hébreu, nous dirons que le choléra est une maladie pestilentielle originaire des Indes Orientales, où elle est endémique depuis l'antiquité la plus reculée sous le nom de (*mordec hi*, mort de chien), dans la vallée du Gange, l'immense delta, d'un développement de plus de 200 kilomètres de côte, formé par ce fleuve et le Brahmapoutre, où elle prend naissance, où elle était restée cantonnée jusqu'en 1817 et d'où elle s'est répandue épidémiquement sur presque tous les points du globe, portée partout, de proche en proche, par les communications humaines. Car, tandis que les causes de la fièvre jaune et des affections paludéennes (fièvres des marais, etc.), sont inhérentes au sol, le germe du choléra ne peut se développer spontanément en dehors de l'organisme, qui, en le régénérant, devient l'agent principal de sa propagation et de sa diffusion épidémiques.

Le choléra, on l'a dit il y a longtemps, paraît dépendre de *facteurs animés*, qui trouvent dans l'organisme humain le foyer de leur multiplication indéfinie et le milieu le plus apte à révéler leur existence. De longue date cette hypothèse avait été émise, à titre de simple vue de l'esprit. Plus tard, on chercha et on trouva dans les selles des cholériques, les déjections qui sont les éléments les plus essentiellement contagieux ou infectieux de la maladie, des organismes inférieurs de diverses natures : en 1849, Pouchet y trouva des vibrions; Davaine, des cercomonas; Hallier, un champignon du genre urocystis.

Une voie nouvelle a été ouverte par les expériences de M. Pasteur, et si le choléra revient nous visiter, ce que les savants eux-mêmes ne souhaitent pas, nul doute qu'on nous montre le *microbe* dont la présence tue aussi subtilement que le venin du plus redoutable serpent indien, le *Cobra-capel*.

De ces découvertes microscopiques aux essais de transmission des éléments cholérigènes aux animaux, il n'y a qu'un pas et déjà il a été franchi. En effet, la choléraïsation, comme disent les Anglais, a été tentée, en Angleterre, par Tiersch; en France, par Ch. Robin, Legros et Goujon. Le premier a pu procurer à des souris la plupart des symptômes du choléra et la mort, en leur faisant avaler des aliments imprégnés de déjections cholériques; nos expérimentateurs français sont arrivés aux mêmes résultats sur des chiens par l'injection du liquide cholérique ou du sérum du sang dans la trachée ou les veines.

*C'est donc le sang qui paraît contenir le germe cholé-
rique, et c'est spécialement par les déjections gastro-in-
testinales que se fait l'élimination de ce principe contagieux.*

Nous pouvons donc d'avance nous faire une idée physiologique des heureux résultats que pourrait obtenir,
dans cette maladie, soit à l'état endémique, au berceau
même du choléra, soit à l'état épidémique, par exemple,
actuellement dans l'Egypte, qui présente, au point de
vue de la géographie médicale, des analogies si frap-
pantes avec la partie de l'Inde, foyer originel du choléra,
comme elle fut toujours elle-même le foyer originel de
la peste, un traitement anticholérique par la médecine
électro-homéopatique, dont le principe essentiel est celui-ci : Les maladies sont toutes dues à des altérations du
sang, liquide électro-vital par excellence, et des humeurs ou autres liquides qui en sont dérivés, et que le
comte Mattei englobe sous la dénomination générale de
lymphe.

C'est, en tout cas, un traitement qu'il y aurait lieu
d'expérimenter, non seulement comme pierre de touche
de sa nouvelle thérapeutique, mais encore comme traitement aussi rationnel qu'expérimental, d'autant plus
que, comme tous les moyens préconisés jusqu'ici dans
les maladies pestilentielles et épidémiques, les traitements
si divers institués contre le choléra ne se sont guère
montrés heureux ni surtout héroïques.

Quoi qu'il en soit, l'inoculation des éléments contagieux connus jusqu'ici du choléra, n'a donné aucun résultat appréciable, pas plus sur l'homme que sur les
animaux ; car, disons-le, il s'est trouvé des médecins
animés d'un assez violent amour de la science pour tenter sur eux-mêmes des inoculations, soit avec du sang,
soit avec des liquides de cadavres de cholériques ; quelques-uns même ont poussé l'ardeur expérimentale jusqu'à avaler des déjections cholériques !

Pour abréger le tableau des expériences symptomatiques du choléra, nous dirons que, comme l'intoxication paludéenne, il peut se manifester par des troubles fonctionnels qui restent dans la limite des indispositions, ou éclater par des accidents qui foudroient l'homme le plus vigoureux en moins d'une heure.

Ainsi nous avons vu, en septembre 1854, en Dauphiné, le fait se produire dans la personne d'un jeune homme de 20 ans, fort et vigoureux, l'un de nos vignerons qui, après avoir vendangé toute la journée sans avoir fait aucun excès, fut frappé du choléra régnant dans le village voisin, en rentrant à la maison, et frappé à mort dans le courant de la nuit.

La maladie, après des prodrômes plus ou moins marqués de malaise, de lassitude, de brisement, de langueur extrême, de mouvements gastriques et intestinaux insolites, signes avant-coureurs d'une explosion qui s'approche, débute par une sorte de *diarrhée prémonitoire*, de choléra naissant, que ne peuvent oublier ceux qui en ont été une fois atteints, quand ils ont eu le bonheur d'en échapper ; ce début a lieu ordinairement la nuit. Elle se continue par des évacuations alvines répétées, progressivement précipitées et de plus en plus liquides ; par des crampes et des douleurs violentes de l'estomac, des vomissements qui s'échappent par ondées, une soif ardente, la diminution ou la suppression de la sécrétion urinaire, la coloration violacée ou *cyanose*, et la flétrissure de tous les téguments, l'aspect et l'odeur cadavériques, une aphonie presque complète, une apathie indifférente à tout sentiment, et, enfin, le refroidissement progressif et mortel avec une sueur visqueuse et glacée : car tout est froid chez les cholériques.

On trouvera, dans des publications récentes de la Société de Médecine publique et d'Hygiène professionnelle, des conseils d'hygiène prophylactique et des instructions médicales sur les premiers secours à donner aux cholériques, en attendant le médecin qui doit être appelé aux premiers symptômes suspects en temps d'épidémie.

Les indications des remèdes Mattei et de leurs diverses préparations à employer contre le choléra peuvent toutes se résumer dans les suivantes :

1° PRÉCAUTIONS DE PRÉSERVATION AU DÉBUT D'UNE ÉPIDÉMIE.

Usage, une fois par semaine ou par quinzaine, d'une demi-cuillerée à soupe de sel de Sedlitz granulé, de Chanteaud, à prendre à jeun dans un quart de verrée d'infusion légère aromatique de menthe, de thé ou d'eau de camomille.

Prendre un à un, à sec, 10 à 12 granules de scrofoloso [1] par jour, un toutes les heures environ.

Employer, pour tous les soins de propreté, de toilette, pour les ablutions du visage et des mains, etc., des dilutions étendues de scrofoloso [1], [2] ou [5], à raison de 6 granules en moyenne pour une verrée d'eau pure ou bouillie et refroidie ;

Prendre aux repas, comme boisson habituelle, de l'eau de source ou de fontaine filtrée et, au besoin, bouillie, avec du vin naturel et généreux, si c'est possible, et, aux principaux repas, y jeter 6 à 10 granules de S^1 ou alternativement de S^1 et de Linfatico : le premier au repas de midi, le deuxième au repas du soir.

Si c'est en été, prendre tous les deux ou trois jours un bain tiède de 30 à 40 minutes au plus, avec 50 granules de S^5.

2° TRAITEMENT DE LA CHOLÉRINE INITIALE OU DU CHOLÉRA DÉCLARÉ ET CONFIRMÉ.

On pourra couper souvent la première attaque du choléra avec 15 à 20 granules de S^1 pris à sec et à la fois. En outre, on devra boire, à doses très petites et très rapprochées, d'une dilution de S^1 au demi-litre, au deuxième ou au premier verre.

Faire des applications au pinceau, en les alternant à

dix minutes d'intervalle, d'El. R. et d'El. J., ou plus souvent d'El. Bl. ou d'El. Ang., si le sujet est sanguin, au creux de l'estomac et sur les divers points ordinairement désignés, du nerf grand-sympathique.

Après la cessation de l'attaque, il y aura lieu de continuer quelque temps l'usage du S^1, en dilution au premier verre, à doses minimes et fréquentes, ainsi que les applications des électricités indiquées, et prendre des bains tièdes et courts avec S^5 (90 à 100 granules), C^5 ou, suivant les sujets, A^2 avec les mêmes nombres de granules, et faire des onctions sur les hypochondres avec un liniment composé avec 10 à 12 granules de F^2, dilués dans quelques gouttes d'El. Bl., le tout mêlé ensuite avec 30 grammes environ d'huile d'olive, qu'on agitera avant de s'en servir.

Si l'attaque de choléra est d'une violence et d'une résistance extrêmes, on ne devra pas moins insister sur l'emploi des moyens ci-dessus indiqués, en y joignant, par exemple, au besoin, l'emploi de grands bains tièdes où l'on versera une forte cuillerée à café d'El. Bl. ou d'El. R., et des frictions générales sur tout le corps avec un liniment composé de 50 à 60 granules de S^5 dilués dans un demi-litre d'alcool pur, des onctions de F^2 aux hypochondres avec le liniment indiqué ci-dessus.

Toutes les précautions et les indications anticholériques que nous venons d'énumérer peuvent se combiner et se concilier parfaitement avec les instructions médicales ordinaires, hygiéniques, prophylactiques et curatives usitées et conseillées par les commissions sanitaires contre cette formidable maladie. Qu'on veuille bien ne pas l'oublier pour ne négliger aucun moyen rationnel de la conjurer et de la combattre, et qu'on veuille bien ne pas oublier non plus que le sang-froid en face du péril, le courage calme, la tranquillité d'esprit, une vie absolument sobre et régulière, sont les meilleures garanties à appeler à l'aide de la thérapeutique la plus rationnelle.

D^r La Bonnardière.

LE PRINCIPE DE LA VIE EST DANS LE SANG

« Moïse a posé dans la Genèse des dogmes, et pro-
« mulgué dans les autres parties du Pentateuque des lois
« d'anthropologie, de physiologie, de pathogénie géné-
« rale, aussi bien que d'hygiène publique et privée, de
« diététique, de thérapeutique générale et spéciale qui
« se trouvent vérifiées et confirmées aujourd'hui par
« l'expérience des siècles et le contrôle des progrès ac-
« complis jusqu'à nous.

« Entre celles de ces lois qui intéressent le plus vive-
« ment l'historien, le naturaliste, le médecin, il suffit de
« citer les suivantes :

« 1° Dieu a créé l'espèce humaine en un couple unique,
« capable de se reproduire, partout et toujours identique
« au fond, dans les générations successives qui doivent
« le perpétuer, malgré les variations infinies mais super-
« ficielles produites par les différences de races, d'indi-
« vidualités, de circonstances et de milieu.

« 2° *L'immanence de la vie et de la santé a pour subs-*
« *tratum le sang, et réside essentiellement dans l'inté-*
« *grité et la pureté, sans cesse renouvelée par la circula-*
« *tion régulière, incessante, de cette chair coulante,*
« *de ce liquide réellement vivant, générateur et con-*
« *servateur, animé de tous les mouvements vitaux,*
« *de cette âme vivante de toute chair, d'où dépend l'équi-*
« *libre stable ou instable des fonctions organiques de*
« *tout ordre.*

« 3° Les maladies internes et constitutionnelles suivent
« la rupture de cet équilibre, les infractions aux règles de
« l'hygiène physiologique et les altérations ou les modifi-
« cations produites par les crises des âges, des sexes, etc.

« 4° L'hérédité des maladies est une conséquence na-
« turelle des fautes des pères contre les lois physiologi-

« ques de l'espèce, se transmettant aux enfants comme
« un héritage fatal ; c'est un phénomène de même ordre
« que la transmission de la déchéance morale reversible
« par la faute originelle du premier homme sur toutes les
« générations qui devront sortir de son sang »[1].

On voit que, si la matière médicale et la méthode expérimentale du comte Mattei sont nouvelles et bien à lui, les principes essentiels sur lesquels il a établi sa théorie sont vieux comme le monde. Nous reviendrons plus d'une fois sur cette question vitale.

D^r LA BONNARDIÈRE.

LA VIE C'EST DE L'ARGENT.

La race anglo-saxonne a proclamé cet axiome de la vie pratique : *Time is money*, le temps c'est de l'argent. Combien n'est-il pas vrai de dire, à plus forte raison : *Life and health is money ;* la vie et la santé, c'est de l'argent.

Les Américains, gens pratiques, qui chiffrent tout, estiment qu'un homme de vingt ans, arrivé à l'âge où il doit rapporter le plein nécessaire à sa vie propre et à la vie sociale — je parle leur langage commercial — représente en moyenne une somme de 3,500 dollars (17,500 francs). S'il est ingénieur, il vaut bien davantage ; s'il est artisan, il vaut moins ; mais cette somme équivaut aux soins et peines qu'il a coûté, tandis que son revenu annuel est estimé à un *minimum* de 350 dollars, soit 1,750 fr,

---

[1] *Etudes historiques et économiques sur les Institutions médicales dans leurs rapports avec les religions, les civilisations, les mœurs et les lois*, par le D^r La Bonnardière. Grenoble, 1877. in-8° (p. 62-3).

On peut donc dire, d'après les économistes américains, qu'en élevant bien ses enfants, moralement, physiquement et intellectuellement, et en leur procurant une bonne santé et une éducation complète pour leur condition et leurs aptitudes, le père de famille place son argent à 10 °/₀ au moins.

Dans cet ordre d'idées, le calcul suivant est opportun et mérite d'être médité, non seulement au point de vue de la mortalité en France, mais encore du prix de chaque vie qui s'éteint, au compte de l'économie sociale :

« La *Revue d'hygiène* a publié, il y a quelques semaines, la statistique des décès causés à Paris par la fièvre typhoïde, en 1882. Le nombre en est de 3,273.

« Un savant professeur qui a calculé le travail productif représenté par les 3,273 existences qu'a détruites la fièvre typhoïde, trouve la modeste somme de 19,556,000 francs.

« Voilà ce que la fièvre typhoïde a coûté, à Paris seulement, l'année dernière. »

CONSEILS D'HYGIÈNE ANTIÉPIDÉMIQUE.

Nous extrayons de *the Lancet*, journal médical de Londres, ce conseil, qui est plus que jamais de mise et de saison, alors que nous pouvons être exposés un jour ou l'autre, en France, à des maladies épidémiques et contagieuses, contre lesquelles les administrations sanitaires et les particuliers ne sauraient se prémunir de trop de précautions.

Il est imprudent de lire les livres d'une bibliothèque de location, car ces livres — qui changent continuellement de mains — sont un agent très actif de la propagation des maladies qui sévissent d'une façon constante dans les grandes villes.

Les maladies les plus faciles à transmettre par les livres sont : le catarrhe, la bronchite, l'angine, la coqueluche, la rougeole, la variole, la diphthérie et la fièvre scarlatine, auxquelles il faut ajouter la fièvre typhoïde, le choléra, la suette épidémique, etc.

Il est notoire que la lecture est une des distractions des convalescents, et le germe des maladies dont ils relèvent peut rester contenu dans les feuilles du livre qu'ils ont lu, pendant des mois et même pendant des années.

Les livres et journaux qu'on donne à lire aux convalescents et aux personnes souffrantes, devraient être détruits.

LE NOUVEAU VADE MECUM D'ÉLECTRO-HOMÉOPATHIE
De M. le Comte MATTEI.

M. le Comte Mattei a publié récemment, en italien, un nouveau *Vade mecum* ou nouveau et vrai Guide, à l'usage de quiconque veut se soigner soi-même par l'Electro-homéopathie. Nous attendions, pour analyser cet opuscule destiné à répandre et populariser les idées personnelles et l'enseignement magistral de l'auteur de la *Science nouvelle* sous sa forme définitive, qu'il en eût été donné une édition française avec son approbation. Mais M. le Comte Mattei, nous ayant gracieusement autorisé, par un télégramme reçu aujourd'hui même, à publier *in extenso* son *Nouveau Guide* dans la *Revue Française*, nous nous empressons d'aviser nos abonnés que nous en commencerons la publication intégrale dans notre prochain numéro, d'après notre propre traduction française.

Cette autorisation spontanée de la part du Comte Mattei est pour nous et pour nos lecteurs un nouveau gage de la bienveillance et du généreux patronage qu'il veut bien nous accorder; c'est une preuve de plus, en faveur de notre œuvre, de l'estime qu'il veut bien faire de notre indépendance et de notre impartial et libre concours.

LA DIRECTION.

REVUE FRANÇAISE
D'ÉLECTRO·HOMÉOPATHIE

ACTUALITÉ MÉDICALE

LE CANCER DE L'ESTOMAC
A PROPOS DE LA MORT DU COMTE DE CHAMBORD

Malgré l'exemple de la plupart de nos confrères, directeurs et rédacteurs de Revues et journaux scientifiques et médicaux populaires, adressés aux gens du monde comme aux médecins indépendants et progressistes, nous ne voulons faire, ici, ni politique, ni polémique, ni réclame médicale, industrielle ou commerciale ; car nous savons qu'en toutes choses il est des adversaires, —le plus grand nombre peut-être, —qu'il s'agit moins de convaincre que de vaincre, avec l'aide des faits, les plus brutaux mais les plus entêtés des arguments ; avec l'aide du temps, qui fait souvent de l'absurde d'hier et du paradoxe d'aujourd'hui la vérité de demain ; avec l'aide, enfin, du bon sens public, qui, parfois offusqué par quelque prestige, éclipsé par quelque défaillance, revient toujours à certaine heure ; heureux encore quand ce n'est pas *trop tard*, deux mots fatidiques qui ont retenti dans presque toutes nos révolutions comme le glas funèbre d'un irréparable passé !

Mais toute actualité médicale nous appartient de droit, quel qu'en soit le sujet ; ainsi croyons-nous de notre

8

devoir d'entretenir aujourd'hui nos lecteurs de la maladie terrible, de plus en plus fréquente à notre époque d'attristantes préoccupations et de passions dépressives, qui a frappé à mort le dernier descendant de la branche aînée des enfants d'Henri IV, l'héritier de la race des Bourbons et d'une royauté quatorze fois séculaire, à la mémoire duquel nous venons rendre hommage après l'opinion européenne et universelle.

Mgr le comte de Chambord vient de succomber, après plusieurs mois d'une maladie chronique d'emblée en apparence, quoique datant probablement de plusieurs années quant à ses débuts réels, à l'étiologie de laquelle les amertumes de l'exil, les regrets patriotiques sur les revers de la France, les déceptions cruelles, enfin, qui ont suivi le brisement de toutes ses espérances prêtes à se réaliser, n'auront pas dû rester étrangers ; en un mot, à un *cancer* de l'estomac, suivant la première opinion émise, que nous croyons être la plus vraie, ou, suivant les résultats publiés d'une autopsie sommaire, à une ulcération de l'estomac, avec tumeur ou sans tumeur, compliquée de lésion de l'œsophage, d'atrophie des reins, d'anévrisme de l'aorte et d'autres graves désordres organiques.

Si, dans les premiers jours de juillet dernier, lorsque la maladie du prince, annoncée alors seulement par le journal l'*Union*, mais dont d'autres journaux bien informés et moins discrets avaient parlé dès le milieu de mai, semblait éclater comme un coup de foudre, quelques bruits et soupçons d'empoisonnement criminel s'étaient produits au milieu de la première stupeur et de l'émoi public inséparables d'une pareille alarme, malgré les démentis les plus autorisés et l'absurdité scientifique d'une intoxication capable de produire une telle dégénérescence graduelle, la vérité sur la nature probable de la maladie s'est fait jour de prime abord pour le monde médical.

Toutes les réticences et les atténuations voulues et intentionnelles des médecins et chirurgiens de premier ordre, tant étrangers que français, qui ont été appelés à lui donner leurs soins éclairés et zélés, mais déjà bien tardifs, n'ont pu donner le change, même de loin, aux médecins qui suivaient jour par jour les bulletins de Frohsdorff dans leurs détails caractéristiques. Tout au plus aurait-on pu hésiter, dans la première période, et d'après des rapports incomplets ou obscurcis de parti pris, à bonne intention, nous le savons, sur un diagnostic différentiel, à distance, entre une gastrite aiguë, arthritique, à marche rapide, avec ulcération progressive de la muqueuse gastrique, ou bien un cancer de l'estomac, inaperçu au début, à marche insidieuse, à *processus* plus ou moins lent, mais l'un ou l'autre devant, selon un pronostic trop probable, aboutir au dénoûment inéluctable de la mort par inanition.

Toutefois, les symptômes successifs et journaliers de la dégénérescence cancéreuse, les vomissements de matières glaireuses, puis alimentaires, les alternatives de recrudescence et d'accalmie, les rechutes et les apparences de retour au mieux, surtout sous l'influence d'une alimentation liquide sévèrement ménagée, mais en même temps l'amaigrissement rapide, la prostration absolue, la pâleur caractéristique, le marasme et l'état squelétique auxquels les bulletins journaliers montraient l'auguste malade réduit par une affection inexorable, à physionomie si difficile à méconnaître ; enfin, les intolérables et indicibles douleurs des derniers quinze jours d'une véritable agonie, d'autant plus navrante qu'elle a coïncidé jusqu'au bout, comme il arrive ordinairement en pareils cas, avec une intégrité, une lucidité parfaites, sauf quelques défaillances passagères, de l'intelligence, du sentiment, de la volonté, et les angoisses du supplice mortel de la faim ; un tel appareil morbide faisait trop vraisemblablement pressentir le diagnostic si grave tout d'abord, qu'avaient porté dans leurs premières consultations les célèbres médecins viennois, MM. les docteurs Mayr, Drasche et Billroth, et dont les révélations posthumes ont été confirmées par l'autopsie, pratiquée le 26 août, en présence de notre illustre professeur Vulpian, par MM. les docteurs Drasche et Mayr, médecins traitants, et Stanzl, délégué des autorités de Neustadt.

Ainsi le diagnostic et le pronostic portés au début du traitement, et auxquels s'était associé M. le professeur Vulpian dans les consultations communes des 15 et 16 juillet, ont pu être justifiés par le dénoûment mortel et les constatations posthumes. Pourtant, au lit d'un homme des plus vigoureusement constitués, dans toute sa force et sa santé apparentes il y a quelque temps à peine, d'une résistance vitale éprouvée et rare aujourd'hui, atteint d'une affection qui ne s'était révélée que depuis deux ou trois mois par des troubles gastriques que lui-même jugeait insignifiants, des maîtres de la médecine officielle moderne ont dû tout d'abord porter une condamnation sans retour ; ils ont fait, — c'est notre conviction, — tout ce que leur savoir, leur conscience et leur zèle pour sauver un malade sur lequel tout le monde avait les yeux, ont pu leur dicter et leur inspirer ; cependant ils ont dû confesser de prime abord leur impuissance, ou plutôt celle de l'art médical, et se borner à une médication expectante *armée* — c'est le mot, — à une hygiène bien entendue, à un régime alimentaire approprié à la tolérance de l'estomac ; ils ont dû renoncer bientôt aux injections de morphine, dernière ressource, souvent pire que le mal, contre les douleurs poignantes du cancer ; n'est-ce pas à désespérer de la médecine ? N'y a-t-il pas lieu de s'écrier, après Claude Bernard : « La thérapeutique n'existera donc jamais ? »

Aurait-on pu faire autrement, dans l'espoir de faire mieux ? C'est la question qui s'impose tout naturellement à l'esprit de quiconque a étudié à fond, expérimenté largement et su apprécier de sens rassis, avec le criterium du vrai médecin, la médecine nouvelle du comte Mattei pour ses succès éclatants, comme pour ses échecs ou ses revers dans le traitement des maladies réputées incurables, comme les diverses maladies, toutes mortelles, aux yeux de la science officielle, dont était atteint le comte de Chambord, d'après les constatations nécroscopiques. Ce n'est qu'avec une réserve extrême que nous pouvons poser cette question si délicate, que nous ne mettrons pas même en discussion, autant par respect pour la mémoire d'un prince qui sut inspirer tant de dévoûments, que pour des médecins aussi autorisés, et dont nous apprécions le savoir et le caractère.

D'ailleurs, la Providence a ses vues : elle, qui n'a pas voulu accorder un miracle aux prières de tant de fidèles, aurait-elle permis qu'une méthode thérapeutique dont un grand nombre de médecins distingués ont observé, depuis vingt-cinq ans, soit entre les mains du comte Matteï, son glorieux inventeur, à Bologne, à Rome, à la Rocchetta, soit entre leurs propres mains, soit même entre les mains de personnes absolument étrangères à la médecine, des triomphes surprenants, des succès merveilleux dans un grand nombre de cas de maladies désespérées, d'affections cancéreuses et arthritiques de toute sorte et à tous les degrés ; qu'une telle thérapeutique, disons-nous, remportât ici une victoire absolue et décisive sur la science autoritaire qui ne veut ni connaître, ni protéger les innovations en dehors de ses Écoles et de ses Académies ?

Parmi les innombrables remèdes expédiés de tous les points du monde, entre les conseils adressés de toutes parts, s'il faut en croire les racontars et les reportages de ces deux derniers mois, aux divers médecins qui ont été appelés à Frohsdorff, a-t-on expédié des remèdes Matteï ? a-t-on conseillé de traiter l'auguste malade par l'Électro-homéopathie ?

Peut-être, et il y aurait d'autant moins lieu de s'en étonner que l'on sait que dans plus d'une Cour de l'Europe le comte Matteï compte des princes, et même des souverains pour clients. Est-ce à dire que l'on eût pu espérer, à l'aide d'un traitement électro-homéopathique, dont on n'a pas usé, si tant est qu'il ait été proposé à ses médecins ou à son entourage, le guérir d'une maladie qui, pareille à un poison lent, infiltré dans le sang par la nostalgie de la patrie absente, plus encore que d'un trône perdu, avait depuis longtemps étendu ses ravages dans l'organisme entier ?

Personne n'oserait l'affirmer, quoique des exemples de cancers de l'estomac, même à une période avancée de leur évolution, qui ont été guéris par l'Electro-homéopathie radicalement et sans récidive, aient été consignés en assez grand nombre dans les divers ouvrages ou publications relatifs à la médecine nouvelle qui ont paru depuis vingt-cinq ans. A défaut d'une guérison complète, il ne nous paraît guère douteux que l'intervention opportune et sagace d'un traitement électro-homéopathique, aux débuts mêmes des premières manifestations dyspeptiques, des vomissements en particulier, qui pouvaient mettre un praticien expérimenté en garde contre une affection cancéreuse des organes de la digestion, n'eût présenté des chances heureuses d'enrayer la maladie, d'en combattre pied à pied le développement sur place et l'extension aux organes voisins, d'en retarder la marche fatale en favorisant la nutrition, de prolonger une existence précieuse, mais surtout de diminuer, de soulager et, comme nous l'avons vu chez la très grande majorité des malades affectés de cancers viscéraux, de supprimer presque complètement les atroces et continuelles douleurs qui étreignent les malheureuses victimes d'un cancer des organes digestifs à sa dernière période.

Nous nous reprocherions d'insister sur ces considérations à l'appui desquelles nous pourrions invoquer en assez grand nombre des souvenirs comparés, empruntés à notre pratique personnelle antérieure et postérieure à l'adoption de la médecine et des remèdes du comte Mattéi, dans toutes les affections cancéreuses. Mais nous croirions, encore une fois, ne pas avoir rempli jusqu'au bout un devoir de conscience, si nous n'en déduisions les conséquences logiques et des conseils profitables pour les familles qui veulent bien nous accorder leur confiance, et qui se rallieront de plus en plus nombreuses à la médecine d'action et de combat, à la médecine nouvelle déjà éprouvée, mais susceptible de progrès, qui a guéri, guérit encore tous les jours tant de maladies considérées comme inéluctables, dès leur invasion; à la médecine qui seule a la puissance de poursuivre le mal jusque dans les dernières profondeurs de l'organisme humain, et si cet organisme est condamné à périr, de soulager et d'atténuer, au moins, les plus affreuses douleurs humaines. *Aide-toi, le Ciel t'aidera!*

Dr LA BONNARDIÈRE.

NOTE COMPLÉMENTAIRE POUR LE TRAITEMENT DU CHOLÉRA

Les indications qui ont été données dans le numéro 7 de la Revue, relativement au traitement du *choléra asiatique*, peuvent s'appliquer, à plus forte raison, au traitement du *choléra sporadique* ou *nostràs*, c'est-à-dire des cas de choléra isolés, moins redoutables, en général, que ceux du *choléra épidémique* et surtout du *choléra endémique indien;* ce sont encore les mêmes indications à peu près, avec quelques modifications, dont nous aurons l'occasion de reparler, qu'on peut appliquer au traitement de toutes les fièvres graves pestilentielles, épidémiques, contagieuses ou infectieuses, telles que: la peste, la fièvre jaune, le typhus, les fièvres typhoïdes ou malignes, à formes diverses, muqueuses, putrides, ataxiques, adynamiques, etc., aux intoxications miasmatiques et paludéennes rebelles, des contrées chaudes et humides, etc.

Car ces indications répondent toutes à une action destructive des *facteurs animés* ou *microbes*, qu'on considère comme les *agents étiologiques* de ces maladies, et dont les premières découvertes de la commission scientifique, choisie sur la présentation de M. Pasteur et envoyée en Egypte pour y étudier, sur place, le choléra qui y sévit actuellement, font pressentir qu'on ne tardera pas à trouver un type spécifique producteur de cette terrible maladie.

En effet, M. J.-B. Dumas, secrétaire perpétuel de l'Académie des sciences, a reçu la dépêche qui suit :

Arbois, 27 août.

Je reçois ce matin des nouvelles télégraphiques de la mission française du choléra en Egypte.

Très curieuses observations avec grand caractère de nouveauté et constantes dans le sens espéré.

Je vous communiquerai la lettre détaillée attendue.

PASTEUR.

Nous tiendrons nos lecteurs au courant de ces découvertes, qui, en nous dévoilant, tous les jours, les *germes empoisonnés* d'un plus grand nombre de fléaux morbides qui menacent l'existence humaine, nous permettront, grâce à Dieu et à la science, de leur opposer des contre-poisons de plus en plus assurés.

Nous complétons aujourd'hui les indications précédentes pour le traitement du choléra et des maladies pestilentielles :

Si l'état fébrile est très prononcé dès le début, avec frisson initial, accélération continue du pouls, puis concentration et faiblesse, horripilation de la peau, etc.: alterner la boisson d'une dilution de F ^{1} ou même F ^{2}, un granule au deuxième ou au premier verre, ou au demi-litre d'eau alcoolisée, avec la dilution de S ^{1}, et prendre à sec 4, 6, jusqu'à 10 granules de F ^{1} ou même de F ^{2}, un à un, presque coup sur coup.

Enfin les succès sans précédents, obtenus depuis

plusieurs années, dans un certain nombre de cas morbides désespérés, avec la boisson des liquides électroïdes du comte Mattei, autoriseraient peut-être à administrer aux malades frappés de choléra foudroyant 10, 20, et jusqu'à 40 gouttes d'El. R. (électricité rouge) dans une infusion aromatique froide ou chaude, en 2 à 5 doses, sinon coup sur coup, du moins à intervalle très rapproché. A mesure de la cessation des symptômes les plus graves, on pourrait alterner, à intervalles progressivement plus éloignés, l'administration des doses d'El. R. avec des doses égales ou doubles d'El. Bl. (électricité blanche).

D^r LA BONNARDIÈRE.

CONSEILS D'HYGIÈNE

COMMENT IL FAUT BOIRE EN ÉTÉ. — Dans sa *Revue des Sciences,* M. de Parville nous indique comment il faut boire en été pour se désaltérer sans danger. Il convient d'éviter les boissons trop froides, les boissons frappées. L'eau fraîche à 10 ou 11 degrés, rafraîchie à la cave ou refroidie par contact avec de la glace ou de l'eau de source ou de puits, est excellente.

Buvez avec lenteur, par gorgées et le moins possible sans manger. Fuyez les courants d'air après avoir bu en pleine transpiration. Il convient de ne pas boire trop froid pour que la réaction du sang à la périphérie n'exagère pas les sécrétions aqueuses. Il convient aussi d'avaler un peu de substance solide pour atténuer l'excitation du froid sur la tunique de l'estomac et diminuer ainsi la tendance à la transpiration.

Dans les pays chauds et à Paris, pendant les grandes chaleurs, on boit souvent à l'aide d'un chalumeau, d'une paille. Le filet liquide coule par petite quantité sans refouler sensiblement le sang à la peau et l'on se désaltère ainsi beaucoup mieux.

On ne saurait trop recommander de boire par petites gorgées, au lieu d'envoyer brusquement dans l'estomac de grandes masses d'eau froide.

Pendant les marches, pendant les grandes promenades, il faut attendre, avant de boire, un grand quart d'heure, pour que la transpiration produite par la fatigue soit très diminuée.

Après avoir bu, il faut attendre encore, attendre quelques minutes avant de marcher de nouveau.

On se désaltère ainsi sans danger, sans diminuer les forces de l'organisme, et le corps rafraichi peut fournir une nouvelle étape jusqu'à la prochaine halte.

Les meilleures eaux de table d'été. — Nous croyons devoir conseiller, comme eaux de table digestives et toniques à la fois, les meilleures à prendre en boisson aux repas : les eaux alcalines, gazeuses et plus ou moins ferrugineuses, par ordre d'activité eupeptique et reconstituante, d'Evian (Haute-Savoie), de Saint-Galmier (source Badoit et grande source Noël), de la source du Geyser, de Montrond, de Saint-Alban, de Sail, de Pougues, de Renlaigue, de Vichy (sources d'Hauterive, Saint-Yorre, Lardy), de Royat (Saint-Mart et César), de Vals (Rigolette, Dominique), de Bussang, d'Oriol (Isère), de la Bourboule, d'Orezza, de Tascavota (Corse), de la Bauche, etc., de préférence à tant d'eaux minérales souvent artificielles, trop vantées et préparées avec des eaux plus ou moins salubres.

On peut prendre, d'ailleurs, des granules de S¹, de L.., de C¹, d'A¹·³·², de Ver., de F¹, etc., du comte Mattei, dissous dans le mélange de vin avec ces diverses eaux, durant le repas ou à la fin du repas seulement, avec un peu de bon vin pur.

D^r LA BONNARDIÈRE.

NOUVEAU VADE-MECUM
D'ÉLECTRO-HOMÉOPATHIE
Par le Comte MATTEI.

PRÉFACE

Il nous serait impossible de rester sourds aux plaintes si nombreuses, qui nous arrivent de tous les points de l'Europe et du monde entier, touchant l'obscurité du VADE-MECUM écrit par M. Martignoli.

L'homme qui devait fournir moins instruits le moyen de se soigner sans autre secours que leur propre intelligence, a rempli sa promesse en couvrant quelques pages de figures hiéroglyphiques, en émettant quelques idées confuses et sans ordre dont le plus grand mérite est de se contredire les unes avec les autres. Il n'a réussi, en un mot, qu'à écrire beaucoup sans rien démontrer et sans se faire comprendre.

Et cependant avouons qu'il faut être habile pour rendre obscure et inintelligible la chose la plus simple du monde.

Notre organisme est entièrement composé de deux liquides élémentaires, la lymphe et le sang ; il existe en nous des vaisseaux blancs et des vaisseaux rouges. Toute maladie résulte d'une altération soit du sang, soit de la lymphe, soit de ces deux liquides à la fois.

Nous aurions, si l'on devait en croire l'ex Vade Mecum, trois séries de remèdes, tandis qu'en réalité nous n'en possédons que deux ; les uns sont destinés à soigner le sang, d'autres la lymphe.

Convaincue par l'évidence d'une vérité aussi simple que juste, l'Ecole Supérieure de Pharmacie de Paris a classé l'Electro-homéopathie dans la catégorie générale des remèdes homéopathiques. De toutes parts, de Paris au Pérou, du Japon jusqu'à Rome, on demande l'Electro-homéopathie. C'est que cette médecine nouvelle, en détruisant le principe générateur du mal, fait disparaître en même temps et la cause et l'effet, quelle que soit la maladie qu'on traite.

L'Electro-homéopathie devient un trésor inestimable si l'on songe aux avantages qu'elle peut apporter aux populations des campagnes, aux habitants des déserts, des steppes stériles, des immenses solitudes de l'Asie et de l'Amérique, où, pour avoir un médecin et acheter des remèdes il faudrait parcourir des centaines de lieues. Combien ces contrées seraient heureuses de posséder des remèdes qui guérissent sans l'intervention d'un médecin, en supposant toujours qu'on puisse en avoir un.

Mais à quoi serviraient ces remèdes, si grande que soit leur efficacité, si l'on ignore le moyen de s'en servir ?

Nous renions donc le ridicule des idées répandues à foison dans un livre que l'administration de l'Électro-homéopathie n'a toléré que par mégarde, et parce qu'elle croyait pouvoir compter sur la bonne foi et les capacités du compilateur. Que de ce passé il ne reste plus que notre idée, qui ne tendait qu'à soulager l'humanité souffrante. Revenus de notre erreur, nous tâcherons de compenser le bien que nous avons omis de faire, en publiant un nouveau et vrai VADE-MECUM tout en demandant pardon au public que nous n'avons trompé que parce qu'on nous a trompés nous-mêmes.

Comte MATTEI.

PRINCIPES GÉNÉRAUX

L'ÉLECTRO-HOMÉOPATHIE n'est nullement palliative comme tous les systèmes qui ce sont succédé jusqu'à nos jours. Ses spécifiques agissent sur le sang et sur l'organisme. Qu'on nous permette une comparaison, nous dirions presque triviale : cette action peut être comparée à celle des aliments sur un homme qui a faim.

Évidemment plus ont mangé et moins on a faim ; de même, chez un malade, le mal diminuera en raison directe de l'emploi des remèdes ; conséquemment la guérison sera plus ou moins prompte selon que l'organisme sera plus ou moins attaqué.

Sous l'influence de ces remèdes, chacun peut aisément le constater, les symptômes ou indices du mal disparaîtront pour ne plus se montrer, car la cure par les spécifiques électro-homéopathiques est radicale et non superficielle, les effets disparaissant avec la cause.

Quoi de plus simple? Le corps vit de sang et de lymphe, agents qui, mêlés ensemble de différentes façons, donnent des formes diverses aux différentes parties de l'organisme humain. La viciation de la lymphe engendre toutes les maladies lymphatiques : la viciation du sang engendre les maladies angioïtiques. Dans les maladies graves on constate l'altération simultanée de la lymphe et du sang.

Ces altérations se reconnaîtront aisément à des symptômes extérieurs; et même pourrions-nous dire que le malade est le meilleur des médecins du monde.

Sans doute un malade ne dira pas : ma maladie est un leucôme, plutôt qu'un sarcôme ; un etmoplasme, plutôt qu'un hétéroplasme; mais il saura que son mal est un cancer. Il ne se dira pas atteint de congestion cérébrale; il n'avouera pas un vice de circulation, mais il saura que le sang lui monte à la tête, et qu'un coup d'apoplexie est à craindre. Quelle que soit la maladie, et la forme sous laquelle elle se manifeste, elle ne peut avoir son origine que dans la lymphe, dans le sang ou dans l'altération simultanée des deux systèmes.

Si donc l'on admet que le moyen de soigner et de reconstituer la lymphe et le sang est trouvé, c'est dire que l'on a mis la main sur la vraie médecine, la médecine des remèdes radicaux, possédant seule les moyens de guérir, puisque la science officielle et les différentes écoles des allopathes appellent aujourd'hui même leurs remèdes de simples palliatifs qui simulent la guérison, mais ne guérissent point.

Remèdes constitutionnels.

Ces remèdes ont une action interne et externe par la raison bien simple que les tissus intérieurs et extérieurs proviennent d'un même principe, la lymphe et le sang.

L'Électro-homéopathie compte deux séries de remèdes : les Antilymphatiques et les Antiangioïtiques.

L'Antiscrofoloso combat les maladies de la lymphe qui sont moins graves.

L'Anticanceroso combat les fortes altérations de la lymphe.

L'Antiangioïtico est efficace contre toutes les maladies provenant d'une altération du sang, d'un vice de circulation.

Le remède nouveau appelé à tort Antilinfatico agit non seulement sur la lymphe, mais aussi sur le sang ; il jouit d'une action double et pourrait presque être nommé remède universel. Employé extérieurement, il sera d'une grande efficacité contre toutes les maladies.

Remèdes spéciaux.

Une cure commencée avec les antilymphatiques ou les antiangioïtiques a souvent besoin d'être complétée par différents remèdes spéciaux.

Aussi avons-nous ajouté aux précédents :

Le Pettorale 1, qui a une action spéciale sur les bronches.

Le Pettorale 2, ayant une action spéciale sur les tubercules et les plaies du poumon.

Le Pettorale 3 et 4, ayant une action spéciale sur les catarrhes.

Le Febbrifugo 1 est un remède souverain contre toute espèce de fièvre ; dans les cas désespérés on peut forcer la dose jusqu'à 40 ou 50 globules dans un verre d'eau. Son efficacité n'est pas moindre dans les altérations du foie et de la rate, et généralement enfin on l'emploie contre toute maladie intermittente ou périodique.

Le Febbrifugo 2, ou nouveau, est d'une grande utilité par son usage externe, sur les hypochondres.

L'Antivenereo combat victorieusement les maladies syphilitiques et pourrait même les prévenir.

Le Vermifugo 1, 2, tue tous les vers, quels qu'ils soient, y compris le ténia et le trichocéphale.

L'Electricité jaune est elle-même un excellent vermifuge.

Séries des remèdes.

L'expérience nous démontre chaque jour que la différence des tempéraments exige la différence des remèdes ; et le spécifique dont on constatera les excellents effets sur un individu, n'opérera pas sur un autre, bien qu'atteint de la même maladie ; aussi a-t-on compris qu'il en fallait un pour chaque tempérament.

L'Antiscrofoloso 1, par exemple, est-il sans efficacité ? Servez-vous du Scrofoloso 2 ou 3, allez jusqu'au 6, si vous avez en vain épuisé la série.

L'ANTISCROFOLOSO 1 obtient des résultats prodigieux contre les altérations de la lymphe.

L'action du Scrofoloso 2 est plus lente mais plus sûre.

L'efficacité de l'ANTISCROFOLOSO 3, 5, 6, n'est pas moindre. Comme nous l'avons déjà dit, si le Scrofoloso 1 ne donne pas de bons résultats on a recours aux autres numéros de la série 2, 3, 5, 6, etc.

Ces spécifiques sont précieux pour combattre les maladies de la peau, de la vessie, de l'épine dorsale, la goutte et, en un mot, toutes les maladies provenant d'une altération de la lymphe.

L'ANTICANCEROSO 1 agit contre les dégâts sérieux de la lymphe.

L'ANTICANCEROSO 2 a une action spéciale contre l'hydropisie.

L'ANTICANCEROSO 3 et 4 combat la carie des os.

Rien n'est plus apte à combattre les maladies des femmes que l'Anticanceroso 1 ou 5. On ne saurait trop l'employer soit au moment de la formation, soit pour faire disparaître les flueurs blanches, soit aussi dans les déplacements de la matrice. Il est surtout d'une grande utilité pour les accouchements difficiles et anormaux. Quelques cuillerées d'une première dilution de ce spécifique ont maintes fois facilité d'une façon étonnante une opération si difficile et soulagé la femme en travail. Les squirrhes, les glandes et les tumeurs froides combattus par ce spécifique disparaîtront facilement.

L'Anticanceroso 10 doit être, pour ainsi dire, le remède de réserve ; il sera toujours employé avec succès quand les autres ne sont d'aucune utilité.

Nous sommes en train d'expérimenter maintenant deux autres espèces de Canceroso. Nous avons déjà obtenu d'excellents résultats avec le T. Canceroso B., ce qui nous permettra de le livrer sous peu au public.

Antiangioïtico 3. C'est le plus puissant des 3 antiangioïtiques : c'est le remède souverain contre les anévrismes, les varices et les plaies provenant des varices, les coups d'apoplexie et les douleurs causées par quelque vice de circulation.

Comment faut-il se soigner ?

Il faudra toujours commencer par le Nº 1 de la série des antilymphatiques ; par le Nº 3 des antiangioïtiques, l'expérience nous ayant démontré que ce sont généralement ceux qui soulagent le plus. Quand on ne constate pas un résultat satisfaisant, cela veut dire que le remède ou la dose ne conviennent en aucune façon à la maladie que l'on traite. On doit recourir alors à un autre numéro de la série : ainsi l'on emploiera, par exemple, l'Antiscrofoloso 2 à la place de l'Antiscrofoloso 1, le 3 au lieu du 2, et ainsi de suite.

Si par hasard on se servait d'un remède tout autre que celui que demande la maladie, nulle complication n'est à craindre ; on ne risque qu'un peu de temps et quelques globules.

Toute maladie peut, dès le début, être soignée à l'aide de l'Antiscrofoloso, la psore étant répandue partout dans l'organisme, au dire du Hanhemann.

Comte MATTEI.

(*A suivre.*)

REVUE FRANÇAISE
D'ÉLECTRO·HOMÉOPATHIE

LETTRES FRANCHES

*Aux médecins, aux savants et aux hommes du monde
sur la Médecine du Comte Mattei.*

DEUXIÈME LETTRE.

« Mon enfant, disait un jour Georges Cuvier à l'un de
ses plus jeunes et plus chers disciples, rappelle-toi bien
ceci : c'est qu'en matière de science, tu ne verras jamais
se produire une idée de quelque valeur réelle, sans
qu'aussitôt chacun ne commence par la contester, et ne
finisse ensuite par prétendre l'avoir découverte avant le
véritable inventeur. »

Celui qui rapporte ces paroles, comme ayant été adressées à lui-même par notre illustre naturaliste homme
d'Etat, dit quelque autre part : « Voici un de ces aphoris-
mes audacieux ou de ces paradoxes qui caractérisent une
bonne partie des écrivains du xviii⁰ siècle; il est d'Hel-
vétius, et je n'en sais point qui m'ait plus frappé que ce
passage de ce philosophe.

« Les idées qu'on appelle à tort nouvelles ne proviennent jamais d'un homme, mais d'une époque sociale;
elles résultent d'une association de pensées et non d'une
unique pensée. On en rencontre en outre le germe, plus
ou moins vaguement indiqué, dans les générations et aux
époques précédentes, même les plus éloignées. Comme

9

un arbre, l'idée subit l'état de graine, d'éclosion, de développement et de force avant d'atteindre la maturité. »

Est-ce bien là un paradoxe, comme le juge S.-H. Berthoud, et non pas plutôt l'expression d'une fine observation comme la première? En un mot, n'y a-t-il pas là deux traits d'esprit qui s'expliquent sans se contredire ?

Un autre disciple enthousiaste et fidèle de Cuvier, le spirituel professeur Achille Comte, dont la prodigieuse mémoire ne tarissait pas à raconter des anecdotes typiques sur tous les hommes célèbres du premier tiers de ce siècle, me citait, il y a bien près de vingt-cinq ans, dans le même ordre d'idées, deux boutades d'un des plus savants professeurs de physiologie, mais aussi des moins bien doués quant aux facultés d'écrivain, qu'ait compté la Faculté de Médecine de Paris, je veux parler de celui que ses élèves ne nommaient que le petit père Chaussier.

Un jour donc qu'il montait en chaire, après avoir promené son regard, avec un malin sourire, sur un nombreux auditoire attiré par l'artificieuse promesse d'une leçon sur les fonctions de la rate, alors à peu près complètement ignorées : « Messieurs, commença-t-il, je m'étais proposé de vous communiquer aujourd'hui mes propres recherches sur les fonctions de la rate, mais j'aperçois parmi vous un tas de petits Richerands, armés de calepins et de crayons pour se les approprier au passage et en faire leur profit personnel ; vous trouverez bon que j'ajourne cette communication jusqu'à ce qu'il soit démontré qu'elles sont bien de moi. »

Aux candidats qu'il interrogeait dans leurs examens sur les questions de son enseignement, et qui s'en tiraient avec honneur, alors même qu'ils avaient été peu assidus à ses cours, il ne manquait guère d'adresser cet éloge à double entente. « Ah! oui, c'est bien, vous avez appris tout cela, n'est-ce pas, dans *mes* Eléments de physiologie d'Anthelme Richerand? »

En tenant compte des passions particulières à une époque, ces jugements un peu ironiques peut-être, mais si
humains de ces grands hommes qui furent les maîtres de
nos pères en sciences biologiques et en médecine, ne résu-
ment-ils pas l'éternelle histoire, en science, en politique
comme en toute autre chose, de ces éternels contemp-
teurs *à priori* de tous les libres chercheurs de la
vérité ; de ces persécuteurs-nés de tous les inventeurs et
travailleurs indépendants, en dehors des corps privilé-
giés, des écoles et des académies officielles ?

Les choses se passent-elles encore autrement qu'au
temps de Cuvier et de Chaussier ?

Ne voit-on pas toujours les mêmes adorateurs, les
mêmes accapareurs du succès avéré, les mêmes malins
et les mêmes moissonneurs d'honneurs, de titres et d'argent, déposséder les mêmes naïfs et les mêmes semeurs
d'idées, d'inventions et de progrès ? N'est-ce pas toujours
le même Méphistophélès , poursuivant et abusant
l'un par l'autre, pour leur mutuelle damnation, Faust et
Marguerite ?

N'est-ce pas toujours le même spectacle et le même
scandale pour la conscience humaine, des exploiteurs
impudents de toutes les justes renommées et de toutes
les bonnes affaires, de tous ces intrigants de haut et de
bas étage, qui accourent à toute curée, et que Camille
Desmoulins appelait, il y aura tantôt quatre-vingt-quinze
ans, *des profiteurs de révolutions, qui sont à l'honneur
quand les autres meurent à la peine? Ne sont-ce pas
toujours,* — dans la lutte pour le progrès, comme à la
guerre, — *les mêmes qui se font tuer,* pour que les
autres montent en grade , s'élèvent à la gloire et soient
comblés de décorations ?

Qu'est-il besoin, — sans sortir de l'histoire moderne
des progrès et des révolutions de la science et de la médecine, — de citer à l'appui de ces considérations trop
évidentes, pour quiconque a bien étudié cette histoire,
qui n'est que le martyrologe des inventeurs, sinon la

glorification de *leurs heureux imitateurs*, des faits, des exemples, des noms qui reviennent en foule à la mémoire et sous la plume ?

Eh ! que sera-ce donc, si, en dehors des hommes de l'art, de la profession, du métier ou de la partie, suivant des expressions populaires, triviales même, mais justes, nous revisons l'histoire de ces savants amateurs, à côté des savants officiels, qui ont été depuis plus d'un siècle, les éclaireurs, les précurseurs, les initiateurs des plus grandes découvertes en physique, en chimie, en médecine même : les Lavoisier, les Montgolfier, les Niepce, les Raspail, les Priessnitz, les Ruolz — j'en passe, Dieu sait combien, au courant de la plume, — et de nos jours, à côté des Scoutetten, des Burq, des Burggraeve, le chercheur ingénieux, savant, original et personnel s'il en fût jamais, dont ces études visent les découvertes en matière médicale et en synthèse thérapeutique, qui doivent aboutir forcément ou au nihilisme en médecine, ou à une révolution aussi radicale qu'heureuse pour la médecine de l'avenir ?

Fatalement, le comte Mattei, l'inventeur infatigable de l'Electro-Homéopathie, ou mieux, de la médecine électro-physiologique et vitaliste par excellence, ne pouvait, on le devine, échapper à la loi formulée par l'illustre Cuvier, dans les termes que l'on sait. Il fallait qu'après avoir stupéfié des multitudes de personnes de tout ordre et de toute condition, des savants et des médecins de tout pays aussi bien que des masses populaires par le spectacle imprévu des cures merveilleuses de Bologne et de Rome, une fois la première impression passée, il se vit contester jusqu'à l'ombre d'une idée nouvelle, d'une découverte même fortuite, jusqu'à la réalité, — que dis-je ? jusqu'à l'illusion de l'évidence de faits d'expérience accomplis *coram populo*, et dont un grand nombre avaient pu se produire et s'opérer entre les mains d'hommes absolument étrangers à la science et à l'art médical. Ce n'était pas assez ; il fallait encore qu'après avoir été félicité, adulé, circonvenu et poussé à bout de patience, par tous ceux à qui il prodiguait généreusement ses premiers spécifiques et ses conseils pratiques, puis renié, calomnié, menacé par les mêmes personnages, dès que, moins naïf et moins confiant que bien d'autres inventeurs, il eut refusé — à tort ou à raison — de livrer, fût-ce à prix d'or, un secret dont il était maître de disposer à son gré, il vit surgir de toutes parts, et sortir comme de dessous terre, une légion de faux précurseurs, de contrefacteurs impudents : les uns prétendant qu'ils avaient des titres incontestables à la priorité de ses découvertes ; les autres, que, chercheurs isolés ou collectivement associés pour la poursuite de la composition secrète de ses spécifiques, ils avaient percé le mystère profond dont il s'entourait, deviné les arcanes qu'il s'efforçait de rendre impénétrables ; bien plus, que « l'efficacité supérieure de tous leurs remèdes, imités de ceux du comte Mattei, s'expliquait par l'application de matières végétales américaines extrêmement efficaces, conjointement avec des plantes médicinales italiennes que Mattei employait exclusivement, puisque les premières lui étaient inconnues ».

Au reste, cette histoire d'un inventeur et d'une invention se renouvelle, dans notre siècle en travail d'innovations, sous nos yeux, presque chaque jour, sous les mêmes formes de plagiat immédiat et de contrefaçon effrénée de tout ce qui apparaît avec un air inconnu, que ce soit une invention sérieuse ou une mode nouvelle. Les colonnes des journaux judiciaires et les audiences de tribunaux de commerce regorgent de procès entre inventeurs et contrefacteurs.

Partout où surgit une idée, surgit un frelon qui la vole ou qui la tue, souvent au triple préjudice du volé, du voleur, et de ce tiers intéressé, qui s'appelle tout le monde. La rapidité électrique de propagation de la pensée humaine et de chacune de ses manifestations par la télégraphie et par la presse universelle, si elle sert un génie inventif, pressé de publier ses découvertes illusoires ou réelles, sert du même coup les adroits exploiteurs de nouveautés, les braconniers d'industrie, toujours à l'affût, qui happent au passage et tentent de faire valoir à leur compte et tourner à leur profit, toute découverte présumée de bonne prise, au détriment de son véritable auteur, à moins que celui-ci, moins naïf qu'autrefois, ne s'avise de défendre la résultante de toute une vie de laborieuses recherches, du sacrifice de toute une fortune bien souvent, par tous les moyens de droit, tant qu'il comptera, comme le meunier de Sans-Souci, trouver encore des juges... à Berlin, ou ailleurs.

Mais le grand juge auquel il vaudra toujours mieux en appeler désormais en dernier ressort, c'est et ce sera encore le public cosmopolite, ce Monsieur tout le monde, qui a plus de bon sens que le bonhomme Richard, plus d'esprit que Voltaire, et qui saura tôt ou tard dégager la vérité de l'erreur, la réalité de l'illusion dans toutes les inventions positives ou hypothétiques qui sont présentées à son tribunal universel, avec un jugement d'autant plus sûr qu'il les aura vues à l'œuvre et qu'elles toucheront de plus près à ses intérêts vitaux.

Cela est si vrai, que, pour s'arrêter seulement à ce qui regarde la médecine et la matière médicale, il n'est aucune conception générale, aucune méthode thérapeutique ou chirurgicale, aucune spécialité pharmaceutique qui n'ait ses organes, ses publications périodiques, ses journaux et ses revues, ses trompettes de publicité, ses armes de défense et ses instruments de vulgarisation et de propagande populaire qui s'adressent à tous, sans distinction. Je ne donnerai pas seulement, pour preuve de cette nécessité qui s'impose, l'exemple du comte Mattei, mais encore celui du docteur et professeur Burggraeve lui-même, de l'illustre clinicien et chirurgien émérite de Gand, du savant fondateur de la Médecine dosimétrique, qui, non content de la publication du *Répertoire universel*, parvenu à sa 11e année, et auquel collaborent un grand nombre de médecins, membres fondateurs de l'Institut libre de médecine dosimétrique, dont je m'honore de faire partie, a cru devoir, cette année, y joindre celle d'une revue bimensuelle : *La Médecine dosimétrique devant les gens du monde*. J'en pourrais citer bien d'autres, telles que : *La Médecine populaire, etc.*; mais je dois clore ici cette longue lettre, en faisant remarquer que c'est à la France qu'on s'adresse de préférence pour faire la lumière sur toutes les questions nouvelles, et qu'on vérifie ainsi le mot flatteur mais juste de Joseph de Maistre : On ne sait bien une chose, en Europe, que lorsque les Français l'ont expliquée. *(Œuv. inéd.,* p. 11.)

Dʳ LA BONNARDIÈRE.

CORRESPONDANCE

De la Rocchetta, 1ᵉʳ septembre 1883.

. . . .

Le traitement de la maladie du comte de Chambord sera une honte éternelle, et finale (espérons-le), pour la médecine allopathique.

Pendant vingt jours on ne sait ou on ne peut faire le diagnostic de la maladie, c'est-à-dire, on ne peut déclarer à quelle maladie on a affaire, ni, cette maladie reconnue, on ne peut, bien ou mal, en instituer le traitement.

Et cela durant vingt ou trente jours ; puis le prince réduit à l'extrémité, que dis-je, le malade mort, on déclare alors que la maladie à laquelle il a succombé est un cancer de l'estomac. Oh ! les grands savants en médecine ! Oh ! les pauvres gens !

Eh ! n'y a-t-il pas vingt ans que tout le monde sait que le cancer est susceptible de traitement et qu'il est curable ? Et on le sait par des publications qui sont dues, non pas à des cordonniers ou à des cuisiniers, mais à des médecins allopathes de grande valeur, tels, par exemple, que : le professeur Pascucci, membre de l'Académie Bénédictine et de toutes les Académies de médecine d'Italie, qui a publié des observations de guérison de cancer, presque depuis l'année 1869 jusqu'à sa mort, en 1880 ; le docteur Coli, dont les premières publications datent de 1867 ; le docteur Regard de Genève (1872) ; le docteur Acworth, de Londres ; le docteur Rubini, de Naples, et cent autres médecins renommés, tant italiens qu'étrangers à l'Italie.

Mais n'est-il donc pas temps que les gouvernements mettent fin à cette médecine impassible et inerte qui laisse froidement périr tant de monde, à ces opérations hasardeuses qui s'exercent sur les organes les plus délicats et les moins accessibles, à cette routine ignare qui s'entête aux palliatifs dont les pharmaciens et les médecins allopathes se moquent tout les premiers, en en confessant la complète impuissance?

Vingt ans de faits prodigieux opérés au grand jour, par toute la terre, ne suffiront-ils pas pour faire cesser ces agissements néfastes qui se produisent au nom d'une science morte, et de laquelle se rit avec Molière tout homme de bon sens?

Eh ! bien, si cette médecine s'obstine à laisser mourir les gens avec la conscience de les laisser mourir sans lutter pour les sauver, pourquoi l'autorité n'intervient-elle pas? On lit dans les journaux anglais du 21 décembre 1874 : Le docteur Darvey, s'étant engagé dernièrement à faire subir une opération à la femme de M. Simpson, et ayant eu le malheur d'aggraver son affection au lieu de la guérir suivant sa promesse, a été condamné, à Londres, par le Banc de la Cour de la Reine, à payer audit M. Simpson la somme de 500 livres sterling (12,500 fr.), à titre de dommages-intérêts.

Pourquoi donc, si celui-ci a été puni en raison de sa

présomption, tel ou tel ne sera-t-il pas puni en raison de son ignorance, réelle ou supposée?

C. MATTEI.

TRAITEMENT DU CANCER EN GÉNÉRAL

L'étude du choléra nous a fourni récemment l'occasion de proposer un nouveau traitement général, préservatif et curatif, susceptible de s'appliquer non seulement au *Choléra asiatique*, mais encore à toutes les maladies pestilentielles et à toutes les fièvres graves, endémiques, épidémiques, contagieuses et infectieuses. (Voir les deux derniers numéros de la *Revue.*) — L'étude que nous avons faite du cancer de l'estomac, dans le n° 8 de cette *Revue,* nous amène actuellement à proposer à nos lecteurs un traitement général curatif du cancer, sous quelque forme qu'il apparaisse, et quel que soit l'organe particulier qu'il affecte dans le corps humain, d'après le nouveau *Vade-Mecum* du comte Mattei, qui résume les idées personnelles et définitives du vénérable inventeur de l'Electro-homéopathie.

CANCER. — La cure du cancer, pendant la première période, est très facile, parce que, comme dans toutes les autres maladies, il faut changer la condition du sang quand il n'est pas encore totalement modifié. Si le cancer ou squirrhe est fermé, la cure est facile ; elle devient moins aisée quand l'ulcération commence. Dans les deux cas cependant la guérison est certaine. Il n'en est plus de même quand le sujet a été soumis à une opération ; dans ce dernier cas la cure exige beaucoup plus de soins.

La cure du cancer, dans ses différentes phases, sera commencée avec anticanceroso 1 et antiangioïtico 3 à l'intérieur. — A l'extérieur : Anticanceroso 5, compresses non sur la partie dure, mais tout autour, et bains de NB [1]. Si, en huit ou dix jours, les symptômes du mal qui consistent, pour le sein par exemple, en durillons, en douleurs lancinantes, en un bouton rentré, ou en une tumeur fixée à la base, et — si c'est une plaie — en une humeur claire, couleur noirâtre, manque d'appétit, couleur jaunâtre ou noirâtre du visage, insomnies ; si, disons-nous, après huit ou dix jours ces symptômes ne changent point, on emploie à la place de l'anticanceroso 1, le C 5 ou T canceroso B, ou C 10. — S'il y a de la douleur, on doit avoir recours à l'électricité verte ou bleue, au NB en compresses, autour de la tumeur, et à l'intérieur, s'il y a plaie. La cure d'un cancer à la troisième phase, ou d'un squirrhe opéré, est toujours longue, parce qu'un sang détérioré ne saurait être changé en peu de temps. L'amélioration se reconnait à l'expression de la physionomie du malade ; les forces, l'appétit et le sommeil reviennent. Ainsi, par exemple, si la tumeur n'est pas encore ouverte, elle doit se détacher du fond où elle est fixée, et laisser le sein plus libre. Le bouton rentré doit peu à peu ressortir, les douleurs lancinantes doivent toujours cessser. — Si c'est une plaie, l'humeur claire doit devenir plus épaisse, se changer en pus ; le noir disparait et fait place à une couleur rouge ou rose.

Les bords endurcis doivent se décomposer et tomber peu à peu. Parfois la partie dure, c'est-à-dire désorganisée, se sépare tout à coup et tombe quand, grâce à l'influence du remède, on prive, pour ainsi dire, la maladie de son aliment. On a pu constater dans des cas nombreux cette séparation de la partie morte d'avec la partie vive. — Le docteur Regard, dont on parle dans les opuscules publiés par le Dépôt général, a vu les contours d'une grande plaie se détacher et tomber tout à coup. — Le Bulletin bimensuel de l'Electro-homéopathie, qui s'impri-

---

[1] NB. est la notation abréviative du Linfatico ou remède nouveau.

mait à Genève, parle dans son premier numéro d'un cancer fibreux à l'utérus qui s'est détaché et a été rejeté à l'extérieur. J'ai assisté moi-même à plusieurs cas de guérison ; ce qui m'a le plus frappé a été la guérison d'un homme de service des hôpitaux de Bologne, qui, un jour en se lavant, vit tomber tout à coup un gros carcinôme qu'il avait à la lèvre inférieure. Enfin on combat les cancers avec les anticancéreux et les antiangioïtiques; avec l'Electricité verte ou bleue ; avec bains et compresses de NB. — Varier les remèdes, si les bons effets produits par un premier remède semblent vouloir cesser.

Comte MATTEI.

CONSEILS D'HYGIÈNE

Telle est l'importance de l'eau, considérée à tous les points de vue de l'hygiène et de la médecine, soit comme boisson essentielle et nécessaire, soit comme médicament hydriatrique, soit comme véhicule de toutes les substances médicinales en dilution ou en solution, que nous ne saurions revenir trop souvent sur les études qui s'y rapportent.

Nous empruntons à un savant ouvrage que vient de publier M. E. Péligot, les notes suivantes sur les *Eaux en général*, et sur les *Caractères des Eaux potables*.

On divise habituellement les eaux en trois classes :

Les eaux douces (qui ont une origine commune, la pluie).

Les eaux minérales (celles qui, en raison de leur nature physique et chimique ou de leur température, exercent sur notre économie une action spéciale).

Les eaux de mer (renfermant en dissolution un grand nombre de substances, jusqu'à 40 grammes par litre, dont 25 à 30 de chlorure de sodium (sel marin).

Cette classification n'a rien d'absolu; la ligne de démarcation entre certaines eaux douces, qui renferment beaucoup de matières en dissolution, et certaines eaux minérales qui en contiennent fort peu (par ex. : l'eau d'Evian), est difficile à tracer.

Caractères des eaux potables. — Quelle que soit son origine, l'eau, pour servir à des usages déterminés, doit remplir des conditions spéciales.

On s'accorde généralement aujourd'hui à reconnaître aux eaux de source, même lorsqu'elles sont calcaires, une grande supériorité sur les eaux des fleuves et des rivières, alors surtout que celles-ci ont traversé des villes.

A Paris, les eaux de la Dhuis et de la Vanne sont très supérieures pour la boisson et pour les usages domestiques, à l'eau de la Seine, rendue parfois désagréable par la présence des matières organiques. On peut craindre, en outre, que le fleuve, par les germes qu'il transporte, ne devienne, dans des cas spéciaux, une cause dominante de l'altération de la santé publique. Aujourd'hui que la ville de Paris est suffisamment pourvue d'eau de source, l'abstinence de l'eau de Seine comme boisson serait, à mon avis, au nombre des premières mesures préventives à conseiller dans les temps d'épidémie.

Voici quels seront les caractères des eaux potables destinées à servir, tant pour la boisson que pour la cuisson des aliments, et pour le savonnage :

Une eau de bonne qualité doit être fraîche, limpide, aérée, exempte de matières organiques : elle ne doit renfermer qu'une quantité très minime de matières minérales dissoutes, soit de 0gr1 à 0gr5 par litre, c'est-à-dire 1 à 5 dix-millièmes de son poids. Ces sels donnent à l'eau la saveur à laquelle nous sommes accoutumés; l'eau pure, l'eau distillée présente un goût fade auquel, néanmoins, s'accoutument assez vite les marins qui la consomment, lorsque l'eau douce leur fait défaut.

Dans les eaux potables réputées par leur bonne qualité, le carbonate de chaux entre pour plus de la moitié dans le poids du résidu laissé par leur évaporation à siccité.

Outre le rôle essentiel qu'il paraît jouer pour le développement du système osseux des animaux vertébrés, la présence de ce sel implique nécessairement celle de l'acide carbonique, qui le maintient à l'état de dissolution ; ce gaz rend l'eau plus légère, plus agréable à boire.

Dr LA BONNARDIÈRE.

NOUVEAU VADE-MECUM
D'ÉLECTRO-HOMÉOPATHIE
Par le Comte MATTEI.

Comment faut-il se soigner?
(Suite.)

L'action de nos remèdes est Électrique, comme il est aisé de le constater quand on traite une colique, un évanouissement, l'ébriété, la tendance à la paralysie ; les symptômes disparaissent sitôt que le remède est pris.

Comme nous l'avons déjà fait observer, un remède est efficace et à l'intérieur et à l'extérieur.

Remèdes liquides.

Electricités Rouge, Jaune, Verte, Blanche, Bleue.

Les liquides appliqués à l'endroit où un nerf se rapproche le plus de l'épiderme, font disparaître, ou, pour le moins, atténuent la douleur ressentie, pourvu que cette douleur ne soit pas la conséquence d'une altération du système sanguin ou du système lymphatique. Bien que l'action des électricités soit toujours bienfaisante, il sera bon toutefois de traiter la maladie par une cure interne, à l'aide des remèdes qu'elle requiert, si l'on désire une guérison rapide et complète.

1° *Eau rouge, douée de propriétés électriques (par abréviation* ÉLECTRICITÉ ROUGE) *avec action positive.*

Cette eau convient surtout aux tempéraments lymphatiques : on l'emploie pour combattre les affections de l'estomac ou du ventre, les douleurs nerveuses, les sciatiques. Appliquée tout autour de l'arcade orbitaire, elle fortifie la vue.

2° *Eau jaune, avec propriété électrique* (par abréviation ÉLECTRICITÉ JAUNE), avec action négative.

Elle est toujours efficace contre toute maladie qui aura résisté aux autres liquides.

C'est elle, dirons-nous, qui est le pôle négatif de l'Electricité rouge dont elle neutralise l'action, si les effets sont trop prompts. On s'en sert avec succès pour arrêter un excès de vitalité. C'est un vermifuge puissant. Les Electricités jaune et rouge alternées, abrègent la convalescence.

3° *Eau blanche douée de propriétés électriques* (par abréviation ÉLECTRICITÉ BLANCHE), neutre, utile pour les maux de tête ; elle s'emploie spécialement pour les affections du bas-ventre ; elle convient à tous les tempéraments.

4° *Eau bleue douée de propriétés électriques* (par abréviation ÉLECTRICITÉ BLEUE OU ANGIOITIQUE) avec action positive.

C'est la sauvegarde des vaisseaux sanguins ; elle agit sur les varices, arrête les hémorragies et combat toutes les maladies du sang. Cinquante gouttes préviendront certainement les suites d'un coup d'apoplexie.

5° *Eau verte douée de propriétés électriques* (par abréviation ÉLECTRICITÉ VERTE), avec action négative.

A l'aide de cette eau, une plaie sera vite cicatrisée ; elle fait disparaître les douleurs des articulations et combat les cancers.

On emploie généralement les électricités *en ventouses*, c'est-à-dire en les appliquant, à l'aide d'une petite bouteille à large orifice, sur les points de l'épiderme où les nerfs sont le plus à découvert et sur les muscles endoloris.

Si la position du malade rend les ventouses impossibles, on versera quelques gouttes d'Électricité sur un peu de coton, que l'on appliquera sur les points ci-dessus indiqués.

On peut aussi se servir d'un fil de fer dont une extrémité sera immergée dans la bouteille qui contient le liquide électrique, tandis que l'autre touchera la partie malade.

Ces applications seront réitérées plusieurs fois par jour et devront durer de 10 à 20 secondes chacune.

S'agit-il d'une douleur, de spasmes, quelle électricité faudra-t-il employer? La positive ou la négative?

Nous basant sur de nombreuses expériences, nous pouvons affirmer que toutes deux font disparaître également la douleur. Ce qui veut dire que, chez l'homme, la santé est l'état neutre, et la maladie, l'inégalité des deux électricités.

Mais à quelle électricité faudra-t-il recourir pour rétablir l'état neutre?

Il nous serait difficile de donner une règle exacte et précise. Cependant, nous basant toujours sur l'expérience, nous dirons que, généralement, c'est l'électricité positive qu'il faut employer. Bien que l'état normal de l'homme soit l'état neutre, on peut croire toutefois que l'électricité négative tend toujours à dominer en lui, ce qui a fait penser à quelques-uns que l'homme est négatif, et c'est pourquoi nous conseillons l'électricité positive.

Si, cependant, l'on ne constate aucun effet, c'est l'électricité jaune négative qu'il faudra employer.

La douleur résiste-t-elle aux deux liquides? il faudra recourir à l'électricité bleue ou angioïtique, parce que, en pareil cas, la douleur ne peut provenir que d'un vice dans la circulation.

Pour les maux de tête, de quelque nature qu'ils soient, le mal de dents, les névralgies faciales, etc., il sera bon de commencer toujours avec l'électricité blanche; pour les douleurs des articulations, au contraire, il faut donner la préférence à la verte.

La douleur cédera nécessairement à ces deux électricités prises isolément ou alternées l'une avec l'autre; à moins qu'il ne s'agisse d'une profonde altération survenue dans le sang; en pareil cas, la guérison serait impossible sans la cure interne. Des onctions de *remède nouveau* ou d'antiscrofoloso 1 pourraient cependant suffire.

Un remède interne peut, sans électricité, guérir une douleur, mais la cure demande beaucoup plus de temps.

Quand le malade a un tempérament sanguin, il ne faudra songer à aucune des deux électricités positive ou négative, mais bien à l'électricité angioïtique ou bleue.

Il arrive très souvent qu'une douleur se déplace sous l'influence des électricités. Il faudrait bien se garder de cesser les applications; il faut, au contraire, poursuivre la douleur et la combattre jusqu'à ce qu'elle ait complètement disparu. D'ailleurs, à bout de ressources, un bain de *remède nouveau* obviera à tous les inconvénients.

Comte MATTEI.

(*A suivre.*)

REVUE FRANÇAISE
D'ÉLECTRO·HOMÉOPATHIE

NOUVEAU VADE-MECUM
D'ÉLECTRO-HOMÉOPATHIE
Par le Comte MATTEI.

Remèdes liquides.

(Suite.)

Quand la cure exigera l'usage interne d'une électricité, on commencera par une goutte dans une cuillerée d'eau, puis deux, puis trois, en augmentant chaque jour la dose jusqu'à dix gouttes, et même plus, s'il le faut. On peut, par exemple, en boire vingt gouttes en deux fois ; en certains cas trente gouttes, en trois fois, ne seraient pas de trop. — N'avons-nous pas été témoins d'un fait analogue? Un malheureux, condamné au lit, ayant bu, par mégarde, une bouteille d'électricité bleue (100 gouttes environ), fut débarrassé en peu d'instants d'une arthrite.

Souvent, en appliquant, par erreur, de l'électricité rouge sur des personnes atteintes de convulsions hystériques ou angioïtiques (ces infirmités étant souvent à l'état latent), on les a vues s'évanouir ; mais 8 ou 10 globules de scrofoloso 1 suffirent pour les faire revenir.

Malgré tout cela, l'expérience nous a appris qu'il faut s'en tenir à l'électricité qui produit les meilleurs effets.

Manière d'user des remèdes.

Tout remède en globules qui sert à la cure interne peut être également employé extérieurement.

Doses internes.

Tous les remèdes, sans exception, se prennent, à l'intérieur, de trois façons différentes :

A la première dilution, c'est-à-dire en faisant fondre un globule dans un verre d'eau ;

A sec, c'est-à-dire en faisant fondre sur la langue, huit ou dix fois par jour, un globule électro-homéopathique, de demi-heure en demi-heure ;

Ou bien dans le vin, dans l'eau ou dans une liqueur quelconque, au moment des repas, à dose de 10 ou 12 globules.

Les globules dilués dans l'eau produisent un meilleur effet ; on les prendra par petites cuillerées ; plus on en prendra, plus l'effet sera grand.

Nous avons remarqué que des coliques, des dysenteries, des symptômes de paralysie disparaissent sous l'influence de quelques cuillerées d'une première dilution, administrées chaque trois minutes.

Dans certains cas graves, on peut mettre 40 ou 50 globules dans un verre d'eau. Le docteur Cricca, de Smyrne, Mme Schmid, à l'hôtel de la Rose, ont guéri des malades tourmentés par des fièvres malignes et abandonnés par tous les médecins, avec 40 globules de febbrifugo 1 et 40 gouttes d'électricité blanche ou bleue.

Par contre, dans certains autres cas, il faut avoir recours à la 2e ou 3e dilution.

Il faut s'en rapporter à l'expérience et à la perspicacité de celui qui soigne.

On ne saurait trop songer à cette différence, parce que, très souvent, il arrive que, si un remède reste sans effet, c'est parce que la dose ne convenait pas ; c'est tout comme si l'on attaquait une maladie avec un remède qui ne saurait la guérir.

Les enfants prendront toujours la 2ᵉ dilution ; une seconde dilution s'obtient en versant une cuillerée de la première dilution que l'on obtient, comme chacun sait, en faisant fondre un globule dans un verre d'eau.

Il n'est pas rare qu'on ne puisse supporter l'eau : qu'on prenne alors des globules à sec.

Doses externes.

La préparation d'un grand bain demande 100 globules pour un homme, 50 ou 60 pour une femme (ces globules seront d'abord dissous dans un peu d'eau). — Il n'est pas hors de propos, je pense, de signaler ici l'erreur de quelques contrefacteurs qui conseillent la 7ᵉ ou la 8ᵉ dilution. Rien n'est plus apte à porter la confusion dans les lois que nous avons établies, et que nous avons tirées de vingt ans d'expérience. Si, au lieu d'employer 100 globules à la 1ʳᵉ dilution, on se sert de 100 globules à la 8ᵉ, ce bain ne peut plus être aussi efficace, puisque, en réalité, la dose ne serait plus que de 12 globules : dès lors, plus de proportions entre la maladie et le remède. Si, par absurde, à l'instar de M. Bérard, on passe jusqu'à la 60ᵉ dilution, alors c'est un seul globule dans un grand bain. Grand bien vous fasse.

Mettre, pour injections et gargarismes, 20 globules dans un verre d'eau.

Pour onctions ou compresses, 5 globules dans une cuillerée d'huile ou d'eau. Il faudra toujours faire dissoudre préalablement les globules dans l'eau, les matières grasses ne se prêtant pas à cet usage.

On peut faire des onctions, des bains et des compresses avec chaque électricité.

Pour un grand bain, verser dans l'eau le contenu d'une cuillerée à soupe.

Pour les onctions, quelques gouttes suffiront.

Si les onctions faites avec un remède ne sont d'aucun effet, il faut se servir de l'autre, Antilinfatico ou Antiangioïtico.

Remèdes alternés.

Quand on prend plusieurs remèdes à la fois, 3 par exemple, on peut suivre différents systèmes : ou bien l'on prend chaque jour un remède, ou bien l'on prend les trois remèdes en un seul jour, de la manière suivante : le premier le matin, le second vers midi, le troisième sur le soir ; — 4 heures pour chaque remède. — Ou bien encore, et c'est ce qu'il y a de mieux à faire, on peut prendre pendant toute la journée une cuillerée tantôt de l'un, tantôt de l'autre de ces trois remèdes à la première dilution. L'effet des remèdes est électrique, instantané, de sorte qu'on peut, après cinq minutes, passer d'un remède à un autre, l'effet du premier s'étant déjà produit et ne pouvant être en aucune façon paralysé par le second remède.

On peut surtout constater l'effet instantané des remèdes dans les douleurs : qu'il s'agisse par exemple d'une convulsion des muscles de l'utérus ; une cuillerée d'un verre d'eau où sera dissous un globule d'Anticanceroso 1 fera rapidement disparaître la douleur.

Quand on prend plusieurs remèdes par jour, il faut surtout insister sur celui qui semble avoir une plus grande action contre le mal.

Remèdes.

Le *remède nouveau*, trouvé il y a un an à peine, nous semble le plus important de tous.

Avant de constater son action sur les vaisseaux rouges et sur le sang, nous l'avons appelé antilinfatico.

Cette dénomination plut beaucoup aux amis de la contrefaçon, parce que le mot Antilinfatico, spécifiant une simple action sur la lymphe, facilitait une préparation quelconque, opération impossible au contraire quand il s'agit d'un remède qui a une action sur le sang et sur la lymphe et qu'on pourrait appeler à juste titre remède universel.

Après vingt ans de fatigues, de détours, d'essais infructueux, les malheureux contrefacteurs se trouvent en présence d'un remède qui pourrait remplacer tous les Antilymphatiques et les Antiangioïtiques ! Il y a de quoi perdre la tête —en supposant toujours qu'ils en aient une ! — Pour mieux les édifier, nous tenons à leur annoncer que nous faisons des essais avec deux autres remèdes. L'un d'entre eux, un Anticanceroso, dont l'utilité nous est déjà démontrée (j'en suis fâché pour eux), sera annoncé dans le Bulletin sous cette dénomination : T *Canceroso* B ; nous l'appellerons Antilinfatico, si cela peut leur être agréable. Cela ne saurait en aucune façon arrêter notre marche progressive en quoi que ce soit.

Antiscrofoloso 1. — Autre remède, nous dirions presque universel, puisque, comme le dit fort bien Hahnemann, le dernier reste des anciennes lèpres et des maladies importées, la psore, est dans tous les corps.

Antiscrofoloso 2 \
Antiscrofoloso 3 / Ce sont autant de spécifiques qui
Antiscrofoloso 5 (ont sur la psore une action conforme,
Antiscrofoloso 6 / mais non identique, et servent aux
différents organes du corps humain.

Anticanceroso 1. — C'est avec ce remède qu'on attaque les grandes altérations de la lymphe.

Anticanceroso 2. — Est d'un excellent effet contre l'hydropisie.

Anticanceroso 3.

Anticanceroso 4. — Action spéciale sur la carie.

T Anticanceroso B.

Anticanceroso 5.

Anticanceroso 6.

Anticanceroso 10. — Composé de 10 anticancéreux.

Antiangioitico 1. — Pour les maladies des veines et des artères.

Antiangioitico 2.

Antiangioitico 3. — Remède souverain : c'est avec A.3. qu'il faut toujours commencer une cure.

Pettorale 1. — Action sur les bronches.

Pettorale 2. — Action sur les tubercules et les plaies des poumons.

Pettorale 3 ⎱ Spécialement efficaces contre les catarrhes.
Pettorale 4 ⎰

Febbrifugo. — Combat toute espèce de fièvres. On peut en prendre jusqu'à 40 ou 50 globules dans un verre. Avec une pareille dose, le Dr Cricca, à Smyrne, et Me Schmid, à l'Hôtel de la Rose, ont pu déraciner les fièvres les plus violentes. Ce remède est souverain contre toutes les infirmités périodiques, et les affections des hypocondres.

Febbrifugo nuovo. — On l'emploie avec succès à l'extérieur en onctions aux hypocondres.

Antivenereo. — Guérit toutes les maladies syphilitiques et peut les prévenir.

Vermifugo 1 ⎱ Tue tous les vers, y compris le ténia et
le tricocéphale. — On peut en prendre
Vermifugo 2 ⎰ jusqu'à 40 ou 50 globules dans un verre d'eau.

Electricité Rouge — Positive.
   »   Jaune — Négative — Vermifuge.
   »   Blanche — Neutre.
   »   Bleue — Pour les angioïtiques.
   »   Verte — Pour les plaies cancéreuses et autres.

Règles générales.

L'Electro-homéopathie combat les causes et non seulement les effets.

1. — Quand une maladie n'est pas assez bien déterminée, il faut commencer la cure avec Scrofoloso 1. Ce

spécifique donne ordinairement d'excellents résultats, parce que la psore est l'humeur universelle.

Si l'Antiscrofoloso ne produit aucun effet, on aura recours à l'Angioïtique qui agira nécessairement ; et cela parce que si la cause du mal n'est pas dans la lymphe, elle ne peutêtre que dans le sang. Si l'Angioïtique lui-même est inefficace, ce sera l'indice certain qu'il existe une altération simultanée de la lymphe et du sang. — Ces complications exigent l'emploi de l'Anticanceroso et mieux encore du *remède nouveau*.

2. — L'emploi d'un remède non requis par la maladie n'apporte aucun effet nuisible. Son action restant nulle, il faudra recourir à un autre remède ou bien changer la dose.

3. — Il est généralement facile de reconnaître le tempérament et la constitution d'un individu ; et voici sur quels indices on emploiera les remèdes :

Les angioïtiques ou sanguins sont sujets aux palpitations de cœur, aux vertiges ; ils ont des tendances à la congestion, aux varices, aux hémorragies, aux hémorroïdes, etc. Ils ont généralement peu d'appétit ; la digestion se fait irrégulièrement chez eux ; souvent même ils sont sujets à des constipations provenant de l'aorte. — Les Angioïtiques sont donc les remèdes qui leur conviennent.

4. — Quand un malade ne présente point ces mêmes symptômes, il est nécessairement lymphatique ; les remèdes qui lui conviendront seront les antiscrofuleux et les anticancéreux.

5. — On rencontre quelquefois et même souvent des tempéraments mixtes, qui tiennent, voulons-nous dire, et à l'angioïtique et au lymphatique ; leurs maladies exigent toujours l'emploi des deux remèdes alternés. Dans ce cas, les symptômes angioïtiques sont peu nombreux et très peu déterminés.

6. — Quoique les deux remèdes Antiangioïtico et Antiscrofoloso soient également conseillés en pareil cas, on

doit cependant forcer la dose du premier ou du second, selon que la lymphe ou le sang domine en lui.

7. — Pendant la cure, nul besoin de suivre un régime spécial. Un vin généreux peut donner une plus grande efficacité aux remèdes. Se soumette qui veut à la diète : nous ne faisons d'exception que pour les maladies très graves, pendant lesquelles un régime lacté viendra en aide à nos remèdes.

8. — Les femmes ne doivent point interrompre la cure au moment de la menstruation ; bien au contraire, c'est alors que nos remèdes ont un plus grand effet sur elles.

9. — Les femmes enceintes peuvent également se servir sans crainte de ces remèdes : et même au moment des couches un globule de Canceroso 1, dans un verre d'eau, rend moins pénible l'enfantement.

10. — Il est nécessaire de faire observer qu'un remède interne conserve son efficacité, employé extérieurement : si on l'emploie et à l'intérieur et à l'extérieur, son action est double et ses effets plus prompts.

11. — Quand l'effet d'un remède tarde à se manifester, il faut croire :

1° Que le diagnostic n'a pas porté juste ; de là erreur dans le choix du remède ;

2° Que l'on s'est trompé dans la dose, et il faut alors s'y prendre autrement ;

3° Que l'on se trouve en présence d'une maladie au dernier degré, c'est-à-dire absolument incurable.

12. — Bien des personnes ne sauraient supporter qu'une dose très minime ; d'autres, au contraire, ont besoin de fortes doses à l'intérieur et à l'extérieur : au médecin de décider laquelle des deux méthodes il faut suivre.

13. — Quand une maladie cède à l'action des remèdes, il faut augmenter la dose de ces remèdes parce qu'ils obéissent aux lois des semblables. Par la même raison, quand la maladie est violente et grave, il faut diminuer

la dose ; dans les cas désespérés il faudra toujours administrer 40 globules.

14. — Il ne faut jamais interrompre une cure commencée ; et cela pour ne pas s'exposer à une rechute. Et afin de rendre toute cure plus facile, nous conseillons de prendre les remèdes à sec aux repas.

15. — On ne doit pas ignorer que le remède qui a guéri une maladie, ne guérira peut-être pas toutes les maladies du même genre. Ce qui démontre la nécessité d'essayer non un seul remède, mais toute la série des remèdes de la même espèce.

16. — Une cure doit durer non seulement jusqu'à la disparition des symptômes, mais jusqu'à la disparition de la cause. Ce qui veut dire qu'il sera bon de continuer l'emploi des remèdes même après une guérison apparente. Les dilutions peuvent souvent gêner, on prendra les remèdes à sec ou dans du vin au moment des repas.

Résumé et conclusion.

Toutes les maladies, sous quelque forme qu'elles se manifestent, ne peuvent provenir que de la lymphe et du sang, des vaisseaux blancs ou des vaisseaux rouges.

L'Electro-homéopathie compte deux séries de remèdes radicaux : les uns soignent le sang, d'autres la lymphe.

Le même effet se produit à l'intérieur et à l'extérieur, sous l'influence des remèdes, tous les tissus extérieurs ou intérieurs n'étant que des modifications de la lymphe et du sang.

On prend les remèdes de trois façons différentes. A l'intérieur : 1re dilution, un globule fondu dans un verre d'eau ou de vin, etc. — A sec : un globule chaque demi-heure, 10 ou 12 par jour ; — dans le vin, dans les aliments, dans les liqueurs, au moment des repas, — 10 ou 12 globules environ.

Cures externes. — 100 globules dans un grand bain ; 20 globules dans un verre d'eau pour gargarismes, injections ou compresses ; et pour les onctions, 5 globules dans une cuillerée d'huile ou d'eau.

Les électricités ne soignent pas le sang, mais elles viennent en aide aux autres remèdes ; leur action est surtout sensible sur les nerfs.

On obtient des effets surprenants en administrant un remède toutes les trois minutes.

Un grand bain de N. B. est héroïque contre toute espèce de maladie.

Les évanouissements, les coliques, l'ébriété, le mal de mer se guérissent avec 8 ou 10 globules d'Antiscrofoloso 1.

Dans les cas désespérés, au lieu de la 1re dilution on fera prendre au malade 40 ou 50 globules par verre ; 40 ou 50 gouttes d'électricité blanche ou bleue. Des douleurs intenses et continuelles, des apoplexies, des fièvres malignes ont été guéries, en faisant boire 100 gouttes d'électricité blanche ou bleue.

L'électricité bleue arrête les hémorragies et cicatrise les artères.

L'électricité appliquée au milieu du crâne produit de grands effets ; parce que le cerveau étant le véritable centre du système nerveux, en agissant sur le cerveau on agit sur tout l'organisme.

Il est facile, quand on s'appuie sur les principes de l'Electro-homéopathie, de deviner une maladie. Avez-vous des battements de cœur, des vertiges, des congestions, des hémorroïdes, les extrémités froides, etc. ? Soignez-vous avec les Angioïtiques. Faute de quoi, servez-vous des antilymphatiques. Souvent il faut se soigner et avec les antiangioïtiques et avec les antiscrofuleux ; c'est ce qui se produit toujours pour les grandes infirmités.

Aucune suite fâcheuse n'est à craindre si l'on n'emploie pas le véritable remède ; un remède mal employé ne fait ni bien ni mal. On peut prouver l'innocuité de nos spécifiques en faisant prendre cent, mille, dix mille globules à un chien ou à un chat.

Se soumette qui veut à la diète ; dans les cas graves

il faudra suivre le régime lacté. L'Anticanceroso 1 soulage toutes douleurs de la matrice, rend la grossesse moins difficile, apporte d'immenses soulagements aux femmes en couches.

Il faut augmenter les doses au fur et à mesure que le mal diminue.

Quiconque veut se soigner avec l'Electro-homéopathie devra s'en rapporter aux préceptes émis dans ce Vade-Mecum.

MATTEI.

Nous avisons le public que le livre du comte Mattei, par lequel il explique scientifiquement sa théorie, est sous presse.

Cet important ouvrage, d'environ 500 pages, qui a pour titre : MÉDECINE ÉLECTRO-HOMÉOPATHIQUE OU NOUVELLE THÉRAPEUTIQUE EXPÉRIMENTALE, sera mis en vente sous peu de jours.

Le prix en est de 8 francs, port en sus.

L'ÉLECTRICITÉ ET LE MAGNÉTISME EN MÉDECINE

Jugés par les savants et les médecins.

Si l'on veut bien se reporter aux premiers numéros de la Revue, on comprendra facilement qu'il y ait lieu d'insister sur les affinités biologiques que la nouvelle méthode expérimentale du comte Mattei offre en thérapeutique électro-vitaliste, soit avec l'électricité dynamique, soit avec le magnétisme organique, ces deux éléments capables de se confondre en un seul, *l'électro-magnétisme physiologique*, sur l'emploi duquel devra reposer en grande partie *la médecine naturelle de l'avenir*.

Nous publions aujourd'hui, toujours à l'appui de cette thèse, qui rallie tous les esprits vraiment progressifs, tous les hommes pratiques et indépendants, deux documents nouveaux, dont le premier surtout emprunte sa haute valeur à l'autorité incontestable de son auteur, le professeur Burggraeve, l'infatigable propagateur de la méthode dosimétrique, laquelle, — pour le dire en passant, — baptisée, à ses débuts, par son premier inventeur, le Dr Mandt, allopathe doublé d'un homéopathe, sous le nom de *Méthode atomistique*, apparaît encore à bien des gens qui n'aiment que les médicaments administrés à l'hectogramme ou au décagramme, fortement entachée d'homéopathie et de dosages infinitésimaux, tandis que les *toxicomanes*, qui voient des poisons mortels partout, l'accusent à rebours de périls imaginaires, absurdes, s'ils n'étaient ultra-ridicules. Mais le fait le plus singulier, c'est que nous ayons pu lire, imprimée, cette accusation qui ne tendait à rien moins qu'à un insidieux *procès de tendance*, intenté peut-être par des homéopathes à la médecine dosimétrique et au professeur Burggraeve ; c'est que la dosimétrie (quoique antérieure à la médecine Mattei) n'est qu'une théorie identique et une imitation de l'électro-homéopathie déguisée sous un autre nom, avec d'autres formules. Il est vrai qu'il y a eu la contre-partie, absolument, et l'accusation inverse ; l'une vaut l'autre, c'est tout dire.

Une discussion et un parallèle à établir entre l'une ou l'autre de ces méthodes, nous entraînerait trop loin ; nous y reviendrons en temps et lieu opportuns.

Voici les deux témoignages annoncés plus haut en faveur de l'électricité et du magnétisme en médecine.

D^r LA BONNARDIÈRE.

DE L'ÉLECTRICITÉ EN MÉDECINE

Conférence à l'Exposition internationale d'électricité de Paris (1881).

Tel est le titre de la brochure que vient de faire paraître

M. le docteur Tripier, et dont il a eu la graciouseté de nous envoyer un exemplaire. Notre remercîment sera le présent article bibliographique.

Nul doute que l'électricité ne soit un des principaux facteurs de la vie — son réveilleur, pourrait-on dire. Distinguons donc l'électricité extérieure ou extrinsèque et l'électricité intérieure ou intrinsèque. Si la première est communiquée, la seconde communique, c'est-à-dire qu'elle agit en nous et au dehors de nous, comme le démontrent les phénomènes du magnétisme animal. Nos fibres, en entrant en action, développent un certain degré d'électricité et de calorique, et c'est cette électricité et ce calorique qui constituent notre vie propre. Quand elle est en défaut, nous tombons dans l'atonie ou l'asthénie. C'est pour cela que la nature nous donne pour la réveiller l'électrisation extérieure et l'électrisation intérieure ; l'une par les appareils statiques ou d'induction, l'autre par la strychnine.

Il ne faut donc pas que les médecins négligent ces deux puissants excito-moteurs, comme ils le font trop généralement. Pour nous, la strychnine est notre cheval de bataille et nous ne comprenons pas qu'on puisse guérir sans lui. Quelle que soit donc la maladie, il faut l'attaquer par la strychnine. La vie — ainsi que l'a dit l'illustre Bichat — est tout entière dans la sensibilité et la contractilité, soit organique, soit animale. Et sans aller jusqu'à admettre, comme lui, deux vies ou deux existences dans un même être, nous disons que tant qu'il y a sensibilité et contractilité, c'est-à-dire action et réaction, il n'y a pas mort. C'est pourquoi l'électricité en médecine est, comme la strychnine, l'arme la plus puissante du médecin.

Dr BURGGRAEVE.

DYNAMISME VITAL ET NON CHÉMIATRIE.

Sous ce titre, notre distingué collègue de la presse scientifique, M. A. Bué, publie dans la *Chaîne magnétique* un curieux et intéressant article à l'adresse de M. Jules Crépiaux, un adepte du magnétisme, qui avait donné de cette science une interprétation trop étroite, en disant que le magnétisme n'est pas une panacée universelle, que son influence est concentrée sur le système nerveux, qu'il ne produit pas une réaction chimique, parce qu'il n'est pas un agent chimique.

Voici la réponse de M. A. Bué :

« Comparer le magnétisme à un spécifique en bouteille;

« Limiter sa puissance à la guérison de telle ou telle maladie ; son action au réseau nerveux !

« Rapetisser une si belle et si grande chose dont la vulgarisation serait pour l'humanité un si précieux bienfait !

« C'est regrettable à tous les points de vue.

« Il faut qu'on le sache, le magnétisme n'est point, à proprement parler, un *remède*; c'est plus qu'une *panacée*; car c'est la vie même ! ...

« Magnétiser, c'est faire passer d'un organisme équilibré dans un organisme qui ne l'est pas, cette force génératrice universelle qui préside à toutes les formations et à tous les développements.

« La désorganisation ou la dispersion de cette forme en nous, c'est la *maladie* ; sa rééquilibration et sa concentration harmoniques, c'est la *santé !*

« Magnétiser, c'est rétablir l'équilibre vital, *c'est infuser la vie !*

« Peut-on refuser à la vie le pouvoir de réédifier ce qu'elle a primitivement construit et ce qu'elle peut détruire ?

« Qui ose limiter son action reconstituante sur l'organisme humain ?

« Si donc, en apparence, c'est une sottise de dire que le magnétisme est une *panacée universelle*, ce n'en est pas une de dire que la vie, par l'entremise de l'action magnétique, peut tout guérir !

« Et pour guérir, c'est à la *réaction vitale* qu'il faut faire appel, et non à la *réaction chimique* ; car le mot d'ordre de toute physiologie rationnelle doit être :

« Dynamisme vital et non chémiâtrie !

DÉCROISSANCE ET RECRUDESCENCE DU CHOLÉRA
EN CHINE ET EN ÉGYPTE

Les ravages du choléra, qui semblaient diminuer et s'atténuer de jour en jour vers la fin de septembre, au Caire et dans la haute Egypte, et qui ne se manifestaient plus que par des cas isolés et rares, au commencement d'octobre, lors du retour de l'expédition scientifique française, à tel point que les commissions sanitaires avaient cru pouvoir sans péril se départir de la rigueur des mesures quarantenaires, puis les supprimer absolument, ont réapparu dernièrement avec une recrudescence d'intensité épidémique qui est venue de nouveau jeter l'alarme et l'épouvante dans les populations du Delta du Nil.

D'autre part, les dernières lettres de Pékin, datant de la fin du mois d'août et reçues à Paris vers le milieu d'octobre, signalent dans l'immense capitale de la Chine une effroyable épidémie de choléra, qui ferait plus de mille victimes par jour.

Voici ce qu'une correspondance adressée d'Alexandrie, en date du 25 courant, nous apprend au sujet de la réapparition du choléra dans l'Egypte :

La crainte de voir l'épidémie cholérique faire de nouveaux ravages jette la consternation. Depuis trois jours, il a été constaté officiellement seize décès cholériques dont neuf pendant la journée d'hier, durant laquelle quarante-sept attaques de choléra se sont produites. Cinq Européens ont été atteints, un seul a succombé.

L'épidémie cholérique ne s'est pas développée à Alexandrie comme dans les autres villes : elle a été étouffée ; grâce à de nombreuses précautions et au chiffre restreint de la population restée à Alexandrie, elle n'a pas causé de grands ravages. Devant le retour inattendu du fléau, on en arrive à regretter qu'elle n'ait pas épuisé sa force éruptive pendant la première période, et l'on craint que, s'acclimatant dans le Delta du Nil, l'épidémie séjourne pendant l'hiver en Egypte et n'éclate de nouveau avec violence au printemps prochain.

Le choléra n'a pas disparu de la haute Egypte ; on signale toujours quelques cas à Esneh et à Keneh.

En présence de ces événements, non seulement peu rassurants pour le présent, mais inquiétants pour l'avenir, le devoir des représentants de la presse médicale officielle ou indépendante est de rappeler à qui de droit, ou plutôt à tous les intéressés à se sauver eux-mêmes, à défaut des gouvernements et des corps scientifiques, comme nous l'avons fait spontanément en juillet dernier, que nulle précaution hygiénique, nul moyen préventif ou thérapeutique, — fût-ce une médication nouvelle, comme la méthode expérimentale du comte Mattei, — ne doit être négligé, repoussé ou rejeté de parti pris, contre un ennemi qui ne pardonne guère et contre lequel on ne saurait jamais être trop armé.

Tous les amis de la médecine nouvelle, tous nos abonnés et tous nos lecteurs, surtout nos missionnaires et les familles qui ont des amis et des personnes chères en Orient, feront bien de propager par tous les moyens possibles le traitement proposé contre le choléra. Un certain nombre d'exemplaires restant du numéro de la *Revue : Sur le Choléra et son traitement*, tiré à part pour cette propagande, il en sera adressé *franco* aux personnes qui en feront la demande à la Direction de la *Revue,* par lettre contenant trente centimes en timbres-poste.

La Direction.

REVUE FRANÇAISE
D'ÉLECTRO·HOMÉOPATHIE

LETTRES FRANCHES

*Aux médecins, aux savants et aux hommes du monde
sur la Médecine du Comte Mattei.*

TROISIÈME LETTRE.

La parabole de l'homme présomptueux qui voit le
brin de paille dans l'œil de son prochain et s'obstine à
ne pas même soupçonner la poutre qui se trouve dans
son œil, restera éternellement vraie dans notre humanité si pleine de misères, comme toute parole de l'Evangile. Que n'ont pas dit, par exemple, les pires ennemis du
Comte Mattei, les faux bonshommes, les philanthropes prétendus désintéressés, sous le masque hypocrite de la charité chrétienne ou du libéralisme scientifique, à l'en-
contre de l'inventeur de l'Electro-homéopathie, à propos
de son refus obstiné de révéler, jusqu'à sa mort, le secret de ses découvertes ?

Eh ! bien, qu'ont-ils fait eux-mêmes, à leur tour,
ceux qui, ne lui contestant pas du moins le mérite et la
priorité de son invention, mais voulant en monopoliser
les énormes bénéfices, par une concurrence au rabais,
ont pensé que « l'intérêt de l'Electro-homéopathie et
des malades fournissait des motifs pressants de décou-

vrir la composition de ses remèdes », du moment que cet Italien, « tout à fait en opposition à la vraie philanthropie de Hahnemann, qui publiait immédiatement les formules de ses médicaments, a tenu secrète la composition des siens », dont « la vente est devenue pour lui une mine d'or? »

Laissons-les raconter leurs découvertes: « Un groupe de médecins familiarisés avec les plantes médicinales et d'habiles chimistes se sont réunis, et, se basant sur les indications obtenues en Italie, sur les lieux mêmes *et au prix de grands sacrifices*, ont réussi à préparer *tous* les remèdes du Comte Mattei. »

« Bien plus, l'efficacité supérieure des nôtres s'explique par l'application de matières végétales américaines extrêmement efficaces, conjointement avec des plantes médicinales italiennes que Mattei emploie exclusivement puisque les premières lui sont inconnues. »

N'épiloguons ni sur la supériorité, — ni même sur la propriété de ces merveilleuses *imitations de tous les remèdes Mattei, même des plus nouveaux*, obtenues *au prix de grands sacrifices*, qui rappellent ceux des chasseurs maladroits, mais avisés, alimentant l'industrie du braconnage pour ne pas revenir bredouilles. N'insistons pas plus sur ce français douteux que sur la délicatesse de ces procédés, inspirés, si nous les en croyons, par une philanthropie désintéressée. Allons plus loin encore et laissons-les dire, si vous voulez, que ce sont là des stratagèmes et des armes de bonne guerre; qu'après tout, un adversaire « qui menace d'emporter son secret dans la tombe, qui ne délivre ses remèdes qu'à des prix relativement élevés et *à des conditions onéreuses pour la vente*, s'expose à toutes sortes de représailles; que contre un tel ennemi tous les moyens sont bons, et *qu'il n'y a pas de forteresse imprenable quand un mulet chargé d'or y peut monter*, fût-ce la Rocchetta.

Mais une fois en possession présumée ou réelle de ce fameux secret qui fait tant d'envieux encore à cette heure, ce qui semblerait prouver qu'il est toujours inviolé ; une fois parvenus, par leurs efforts communs et les indications si chèrement achetées, à dynamiser à un bien plus haut degré les remèdes Mattei, avec des matières végétales américaines à eux seuls connues, nos philanthropes se piquant de logique et conséquents avec leurs théories humanitaires et libérales, n'auront rien eu de plus pressé, vous n'en doutez pas, conformément aux généreux errements d'Hahnemann et des savants inventeurs de nos jours, que de publier immédiatement les formules des remèdes Mattei, ou, — s'ils nous ont amusés par des découvertes équivalentes de leur invention — les formules de leurs remèdes électro-homéopathiques préparés avec des substances américaines ?

Allons donc ! quelle idée étrange et naïve avons-nous, vous et moi, des droits et des devoirs des inventeurs? Ce qui est bon à trouver, surtout au prix de grands sacrifices, n'est-il pas aussi bon à garder pour eux que pour le Comte Mattei ?

Depuis sa fondation, le groupe de médecins et de chimistes habiles de la première heure, grossi d'année en année de la foule des amateurs de contrefaçons à bon marché, des mécontents et des naïfs qui pensent bien ne plus user de remèdes secrets, en n'usant plus des remèdes authentiques du Comte Mattei, d'employés disgraciés, puis congédiés par suite de discussions domestiques, dont nous n'avons pas à nous occuper ici ; ce groupe, devenu une grande association du Nord, qui a ses agents, ses courtiers, ses dépositaires dans le Centre et le Midi, continue de faire les superbes bénéfices qu'on peut s'imaginer, sur ses prestigieuses assurances, en résolvant le problème familier à tant de spéculateurs audacieux : « *Vendre à meilleur compte des produits supérieurs* » et dans l'espèce, des remèdes dits électro-homéopathiques meilleurs et plus efficaces que ceux de l'inventeur même de l'Electro-homéopathie.

Quant à la publication de la composition des nouveaux

médicaments qu'ils ont lancés dans la circulation, il n'en
a pas été question immédiatement, — conformément à la
vraie philanthropie d'Hahnemann et aux vrais procédés
libéraux de savants médecins et chimistes de notre
siècle, qu'on ne saurait trop louer, — ni plus récemment,
que je sache du moins, malgré mon attention à suivre au
jour le jour les publications françaises et étrangères sur
tout ce qui a rapport à l'électro-thérapie, à moins,
toutefois, que la révélation de leur préparation et de
leur composition n'ait été réservée aux seuls adeptes et
aux seuls initiés et clients de l'association susdite pour
l'exploitation médico-commerciale des *nouveaux remèdes
électro-homéopathiques*.

Peut-on, en effet, considérer comme des communications scientifiques de gens franchement décidés à révéler
au public les secrets de leurs découvertes utiles, les on-
dit colportés à propos de certaines idées renouvelées de
la médecine spagyrique, de l'alchimie du moyen âge, de
recettes mystérieuses retrouvées dans les oubliettes pou-
dreuses de quelque antique castel ou monastère; à propos
de combinaisons fortuites de deux ou de trois plantes
différentes, empruntées soit à la médecine instinctive des
animaux, dont on a beaucoup parlé cette année, en haut
lieu même, ou à l'empirisme routinier des bonnes femmes
et des campagnards ? Ou bien plutôt faut-il croire, comme
ils l'ont donné, parait-il, à entendre à quelques clients,
que les éléments de leurs remèdes électro-homéopathiques ne sont que des alcaloïdes extraits de végétaux,
ou même des remèdes minéraux déjà employés allopa-
thiquement, dosimétriquement et homéopathiquement,
mais combinés dans des préparations mixtes et complexes et non plus isolés, comme ils sont administrés
ordinairement dans les trois méthodes thérapeutiques
que je viens de nommer ? Leur *scrofoloso* de divers
numéros, serait-il par exemple composé d'acide arsénieux
à dose homéopathique combiné sous forme de sel avec
d'autres éléments homéopathiques ; leur *canceroso* de

divers numéros aussi, composé d'un extrait du *condu-rango*, allié ou non avec d'autres remèdes homéopathiques simples ; leur *febrifugo,* de *boldo* peut-être, associé à un ou plusieurs éléments fébrifuges et antipériodiques, etc. ? Autant d'hypothèses et de conjectures sans fondement assuré à faire sur *la composition élémentaire* et la *pré-paration* des remèdes Mattei, et sur celle de l'Association qui a entrepris en grand *cette concurrence, qui* — pour se servir d'une expression tristement ironique, empruntée à la spéculation elle-même, — *est l'âme du commerce.*

Voilà comment, tout en criant au monopole et en taxant à l'envi de manque de générosité l'auteur d'une découverte dont les résultats doivent aboutir à d'immenses bienfaits pour l'humanité, et qui, lui du moins, pour n'en révéler les secrets qu'à son heure et à son gré, use des droits de tout inventeur sur les productions de son génie, et donne la raison plausible de ne vouloir les livrer au monde que complètes et perfectionnées, — on se laisse aller avec une désinvolture et une magnanimité paradoxales, aux mêmes agissements qu'on ne cesse de lui reprocher comme au seul et vrai coupable.

Il n'est qu'un petit malheur, c'est qu'on pourrait bien appliquer à de telles façons d'agir la définition que le vieux professeur Velpeau, si j'ai bonne mémoire, avait coutume de donner des fièvres malignes, à savoir qu'elles ne sont malignes que pour ceux qui ne le sont pas ; et voici les réflexions qui surgiront tout naturellement dans tout esprit judicieux qui voudra bien examiner avec attention toutes les questions traitées dans ces trois premières lettres, et sur lesquelles il n'y aura plus à revenir:

On n'imite qu'un modèle; on ne suit qu'un exemple; on ne contrefait que ce qui a été d'abord fait et bien fait ; on ne poursuit qu'une idée heureuse, une découverte scientifique ou industrielle appelée à d'éclatants succès et, par contre coup, souvent à de brillants avantages.

Rien de mieux, mais aussi à chacun son droit : *cuique suum.* Entre l'inventeur dont les découvertes, absolument nouvelles et inédites jusqu'à preuve du contraire, ont fait surabondamment leurs preuves depuis vingt-cinq ans, avec des remèdes authentiques exclusivement produits par lui, — et des savants associés pour découvrir et produire des remèdes analogues, qu'ils proclament même supérieurs, mais sans en fournir les preuves scientifiques, — ces remèdes eussent-ils d'ailleurs, en leur genre, une valeur thérapeutique sérieuse et digne d'attention, ce qui n'est point en cause actuellement, — le choix et la préférence ne peuvent faire l'objet d'un doute ou d'une hésitation pour les véritables amis de l'Electro-homéopathie originale, c'est-à-dire de la médecine nouvelle du Cte Mattei : ce qu'il fallait démontrer, c'est chose faite.

D^r LA BONNARDIÈRE.

THÉRAPEUTIQUE ÉLECTRO-HOMÉOPATHIQUE

TRAITEMENT GÉNÉRAL DES MALADIES DES OS, DES CARTILAGES ET DES ARTICULATIONS.

La médecine expérimentale nouvelle, considérant le sang et les autres liquides organiques comme le point de départ profond de toutes les maladies, et celles-ci comme un résultat constant de quelque altération primitive de l'un de ces liquides, sans que pour cela elle doive être comptée au nombre des théories humorales, dans le sens classique du mot, les indications thérapeutiques générales doivent y primer toute autre indication restreinte à une maladie particulière déterminée, et viser telle ou telle perversion de toute la substance organique, telle ou telle perturbation des grandes fonctions physiologiques et vitales, en même temps que combattre directement tel ou tel état morbide actuel caractérisé et localisé.

C'est pourquoi, dans les traitements généraux que nous avons essayé de formuler pour le choléra et pour le cancer, nous avons groupé — pour le premier, toutes les indications propres à combattre efficacement toutes les fièvres graves et malignes qui accompagnent les *affections septicémiques* ou dues à une intoxication du sang et des autres liquides de l'économie ; — pour le second, toutes les indications propres à enrayer et à faire rétrocéder les dégénérescences comprises sous la dénomination très large de *cancers* ou de *néoplasmes*, c'est-à-dire de productions dites hétérogéniques. C'est encore ce que nous allons faire pour le traitement des affections des systèmes osseux, cartilagineux et articulaires, dont les causes peuvent être très diverses, les localisations plus ou moins étendues ou circonscrites, mais dont la cure constitutionnelle doit être fondée sur un ensemble de médicaments analogues, qui en formeront comme la note dominante et qui devront être combinés avec d'autres médicaments, qui en formeront les notes variantes ou secondaires pour la cure organique ou fonctionnelle de telle maladie particulière. Voici donc en quoi devra consister le traitement général à suivre à peu près sans exception dans ces maladies :

1º Prendre dans la matinée, soit un certain nombre de cuillerées à café, à intervalles égaux, soit, par petites gorgées plus ou moins fréquentes, le tiers ou la moitié d'une verrée de la 1re ou 2e ou 3e dilution de C^1, plus tard de C^2 ou de C^5.

2º Prendre dans l'après-midi, par cuillerées à café ou par gorgées, la moitié ou les 2/3 d'une verrée de la 1re ou de la 2e dilution de S^1 ou S^2, ou S^5.

3º S'il y a un état inflammatoire prononcé, ou si la constitution est franchement sanguine et pléthorique, prendre alternativement, toutes les 15 ou 20 minutes, dans la matinée et l'après-midi, une gorgée de chacune

des trois dilutions ci-après, toutes au 2ᵉ verre : A³ ou A²,
C¹ ou C², ou S¹, plus tard S² ou S⁵.

4° Prendre à sec, chaque jour, 10 à 12 ou 16 granules
de Linfatico, ou de S¹, S², ou S⁵, ou de C¹, C², C⁵, progressivement, un à un, moitié dans la matinée, moitié
dans l'après-midi, entre les dilutions ou en 4 doses : le
matin, le soir, avant les deux principaux repas, suivant
les circonstances, les phases, la durée et la résistance
de la maladie, et suivant la constitution du malade et sa
tolérance pour tel ou tel de ces médicaments.

5° Durant les repas, mêler à l'eau et au vin de la boisson, ou, à la fin des repas, prendre dans un peu de vin
vieux pur, 6, 8 à 10 granules de S¹ ou S⁵ ou de L, ou de
C¹, etc.

En cas d'état aigu et fébrile, remplacer l'une des trois
dilutions à alterner, par une dilution de F¹ au 2ᵉ ou au 1ᵉʳ
verre, celle de S ou celle de A, suivant la prédominance
sanguine ou lymphatique, et remplacer également les
granules à sec du matin au moins par 4 ou 5 granules
du même febrifugo[1].

6° Pour l'usage externe, il y aura lieu, suivant les cas
et les périodes de la maladie, de faire des frictions douces
ou onctions 2 ou 3 fois par jour sur les parties lésées par
les affections susnommées, avec des liniments glycérolés
ou huileux, ou des pommades oléo-stériaques ou des
onguents à base de vaseline, de paraffine molle ou de
pétréoline, composés avec S⁵, C⁴, C⁵, C¹⁰, T C B
ou L, dont un certain nombre de granules, suivant
les cas personnels, auront été dissous, d'après nos formules expérimentales, dans l'une des cinq électricités
la mieux appropriée aux indications actuelles, et mélangés
ensuite vivement avec l'excipient huileux, gras ou rési-
neux, ceux-ci en fusion au bain-marie et brusquement
refroidis et solidifiés.

7° En cas d'état fébrile aigu, ne pas manquer de faire
des onctions huileuses sur les hypocondres avec un

liniment à base de F² exclusivement, ou combiné avec le C⁵ ou le L.

8° Il est bien entendu qu'en cas de lésion spécifique, par exemple syphilitique ou cancéreuse, ou tuberculeuse, il y aura lieu d'insister, dans l'indication thérapeutique dominante, sur les médicaments spécifiques du Comte Mattei : Vénéréo, C, P² ou P³, etc.

9° Enfin, suivant les cas d'altération déterminée des tissus ou des organes divers, d'ostéite, de carie, d'arthrite, de tumeur blanche, de coxalgie, de dégénérescence quelconque, avec leurs variétés, quelques-unes des indications thérapeutiques que nous avons ci-dessus formulées en général et en principe, devront être modifiées ou suivies au contraire plus strictement, en même temps que des exercices ou le repos des organes affectés, des attitudes, des pansements, des soins diététiques, hygiéniques, un régime alimentaire approprié, très souvent de grands bains médicamentés avec les remèdes Mattei, même des bains d'eaux minérales, ou d'eau de mer, des conditions climatologiques choisies et voulues, serviront d'adjuvants puissants à la médication électro-vitale et concourront activement à ses merveilleux succès.

La médication générale, dont nous venons d'essayer de donner la formule synthétique, est fondée expérimentalement et rationnellement sur un très grand nombre de cas de guérisons radicales et définitives obtenues dans notre pratique personnelle. Nous pourrons, dans le nombre, citer des cas de tumeurs blanches, de lésions osseuses, de caries, de dégénérescences strumeuses, cancéreuses, tuberculeuses, entre autres un cas très grave de carie du sternum, un autre de carie des os du crâne, avec énorme écoulement purulent et surdité absolue, plusieurs cas de coxalgie avec élongation, puis racourcissement du membre inférieur, etc., etc., dont nous regrettons que le défaut d'espace ne nous permette pas de donner ici les détails, mais dont nous raconterons prochainement les plus intéressants.

Dʳ LA BONNARDIÈRE.

CABINET DE CONSULTATIONS DU Dr

1er FORMULAIRE D'ORDONNANCE DE TRAITEMENT MÉDICAL

Pour M.

DIAGNOSTIC DE LA MALADIE :

INDICATIONS THÉRAPEUTIQUES : *Traitement interne.*

Traitement simple : Dilution   de   (1 gr.) dans une grande verrée (250 grammes) ou une verrée (200 grammes), ou un demi-litre (500 grammes) d'eau pure.

Boire la verrée, par cuillerées à café toutes les minutes, ou par gorgées fréquentes, en une journée, moitié dans la matinée, moitié dans l'après-midi, ou le demi-litre, de même, en deux journées.

Prendre à sec, en les mettant sur la langue, pour les y laisser fondre lentement,   granules par jour de   , un à un, à intervalles réguliers   ou en doses égales.

Traitement composé : Dilution 1re de   .
— Boire la verrée en deux jours, dans la matinée.
Dilution   de
— Boire la verrée en deux jours, dans l'après-midi.

Traitement alterné : Dilutions   de   , de   et de   , un granule de chaque dans une verrée d'eau.

Boire alternativement, par petites gorgées fréquentes, une gorgée de chaque dilution, à intervalles réguliers, de façon à absorber le tiers de chacune par jour.

Traitement mixte (rare) : Dilution mixte de   et

de   (un granule de chaque dans un demi-litre ou un litre d'eau.

Boire de cette dilution   ,   par jour.

Usage des électricités en boisson (rare) : Prendre tous les jours   fois   gouttes d'El   en boisson dans un peu d'eau.

— Avec les dilutions, prendre à sec, tous les jours :
    gran. de
— Le matin et le soir :
— Avant les repas.
— Durant les repas, avec la boisson, ou à la fin des repas, avec un peu de vin pur.

Traitement externe : Bains généraux tous les jours, préparés avec   à   granules de   , alternés avec   granules de   , dissous d'avance dans un petit flacon rempli d'eau, qu'on versera dans l'eau du bain après y être entré.

Bains locaux de   gran. de   dans

Onctions de   gran.   dans   d'huile sur

Onctions de   gran. de   dissous dans quelques gouttes d'Elect.   pour   grammes de sur

Frictions, avec liniment alcoolisé (gran. de mêlés dans   d'alcool ou d'eau-de-vie, sur

Applications de l'électricité   seule   ou alternée avec El.   fois par jour, sur

Gargarismes.
Injections.
Régime alimentaire :
Hygiène :

2ᵉ FORMULAIRE D'ORDONNANCE DE TRAITEMENT
Pour M

DIAGNOSTIC DE LA MALADIE : *a*, aiguë ; *b*, chronique.

INDICATIONS THÉRAPEUTIQUES :

1° Dominante :

2° Variantes : Nosologiques ou actuelles :

3° Spéciales ou organiques :

4° Spécifiques :

5° Externes (a) *générales :*

(b) *Toqiques ou locales:*

6° Adjuvantes.

RÉGIME DIÉTÉTIQUE, ALIMENTAIRE.

INDICATIONS HYGIÉNIQUES :

Observations :

Nous avons publié (voir n°s 2 et 3 de la *Revue*) un *Questionnaire médical* dont on a généralement reconnu l'utilité, et qui a rendu bien des services, si nous en devons croire les nombreux témoignages de gratitude que nous avons reçus à ce propos. Car il a permis à beaucoup de lecteurs de la *Recue* et de malades qui en ont demandé des exemplaires, de donner des renseignements nécessaires et précis aux médecins pour établir, en toute connaissance de cause, le *diagnostic des maladies*, qui est la base essentielle de tout traitement à instituer, et pour lequel il n'est aucun détail à négliger, même le plus insignifiant en apparence, et souvent il a mis les malades eux-mêmes sur la voie des indications thérapeutiques les plus opportunes et les mieux appropriées aux affections dont ils sont atteints, soit qu'ils veuillent entreprendre seuls une cure électro-homéopathique, soit qu'ils préfèrent, — ce qui est beaucoup plus rationnel et plus sûr, s'en remettre à la direction d'un médecin expérimenté.

Nous avons, plus récemment, publié les principes généraux de la médecine nouvelle, exposés par M. le comte Mattei lui-même dans son nouveau *Vade mecum d'Electro-homéopathie*, qui a servi en quelque sorte d'avant-coureur à l'œuvre magistrale dont nous avons dernièrement annoncé l'apparition et qui doit former le couronnement de ses opiniâtres travaux depuis vingt-cinq ans.

L'importance capitale de ce livre, qui est aujourd'hui livré au public et dédié à tous les amis de l'Electro-homéopathie, *comme leur bien propre*, sera prochainement de notre part l'objet d'une étude aussi sérieuse qu'impartiale.

En attendant, nous n'avons pas voulu tarder davantage, pour répondre aux demandes pressantes de beaucoup de nos lecteurs, de publier un double formulaire général pour tout traitement électro-homéopathique, destiné à compléter le *Vade mecum* et le *Question-naire médical*, et qui, nous l'espérons, n'est pas appelé à rendre de moindres services.

Dr LA BONNARDIÈRE.

L'ÉLECTRO-HOMÉOPATHIE EN CHINE

Youg-moi-hang, 25 août 1883.

MM. Vigon et Cie, à Nice.

Bien chers Messieurs,

Vous n'ignorez point qu'il y a loin de Marseille à Canton, qu'il y a loin encore (plus de 100 lieues) de Canton à ce pays de Nam-Hiong qui m'est échu en partage. D'ailleurs, le service des postes n'est point encore établi par ici, voilà pourquoi votre honorée lettre, contenant, avec ma facture, de si bonnes choses, ne m'est parvenue que fin mai : j'étais alors étendu sur ma pauvre natte, en proie à une fièvre qui persiste à me poursuivre depuis plus de deux mois et qui m'a réduit à l'état de squelette, sans force et sans activité. J'attends encore avec impatience la petite pharmacie dont j'espère un grand soulagement; plusieurs de mes chrétiens l'attendent aussi et espèrent qu'il en rejaillira de la gloire sur notre sainte religion dans ces contrées. Comme il n'y a pas de communication sûre entre mon district et Canton, je dois attendre l'époque de la retraite annuelle pour envoyer quelqu'un chercher mes diverses commissions. Les remèdes Mattei commencent à se faire par ici une juste renommée et il est à regretter qu'on ne vous rende pas compte des cures merveilleuses opérées sur des Chinois.

Les maladies les plus ordinaires de ces pays sont :
1° pour l'extérieur, les abcès, les scrofules, ulcères,
dartres et jaunisse ; 2° pour l'intérieur, la dysenterie.
Il y a eu des guérisons merveilleusement rapides et en-
tières dans l'hôpital de Pékin, je le tiens de la bouche de
M. Faviet, lazariste, qui est chargé de sa direction.

On m'assure qu'aujourd'hui aucun Européen ne s'en-
gage dans ces pays sans sa pharmacie Mattei.

Il est certain que sous peu les remèdes Mattei seront
les compagnons fidèles des missionnaires dans la Chine,
comme dans la Corée, dans la Cochinchine, dans la Ma-
laisie et dans les Indes.

Nos missionnaires portant la lumière de l'Evangile
parmi les peuples de l'extrème Orient, leur enseigneront
également la manière de se soigner avec l'Electro-
homéopathie ; vous savez sans doute quel puissant levier
est la médecine pour pouvoir triompher des difficultés
que nous rencontrons à chaque pas dans l'exercice de
notre ministère.

Veuillez agréer, Messieurs, l'hommage de mon plus
profond respect.

E. BRUGNON,

Missionnaire apostolique de Houang-Tong (Chine).

CURIEUSE DÉCOUVERTE D'UNE PLANTE ÉLECTRIQUE.

Nous traduisons de l'intéressante revue espagnole :
la Gaceta de la Industria y de las Invenciones, qui se
publie à Barcelone, et qui les emprunte, elle-même, à la
Gaceta horticola, de Nicaragua, « quelques données sur
une plante singulière qui croît en cette région de l'Amérique centrale, et qui se distingue par ses propriétés
électro-magnétiques. Si l'on en coupe une branche, dit
l'auteur de cette découverte originale, la main éprouve

une sensation vive, une secousse analogue à celle que produirait une batterie Rumkorff ; surpris de ces phénomènes, l'auteur qui donne ces détails en a vérifié la réalité à l'aide d'une petite boussole. A la distance de sept ou huit pas, l'influence électro-magnétique de la plante se faisait déjà sentir. L'intensité du phénomène varie selon les heures : pendant la nuit, elle est presque nulle ; elle arrive à son maximum vers deux heures après midi ; elle augmente en force dans les jours orageux et la plante s'affaiblit dans les temps de pluie. »

---※---

A MM. le docteur Remarchiewik, de Varsovie ; Franchiego, pharmacien à Varsovie ; MMmes Bizewscka, de Varsovie ; Anna Flinck, philanthrope de Moscou.

Nous ne comprenons pas votre grand *étonnement* pour l'augmentation de prix des remèdes électro-homéopathiques, cette augmentation ne signifiant rien sinon que, au lieu d'un centime, chaque grain (dose ordinaire pour un jour) en coûtera deux.

Et quand donc les malades ont-ils pu se guérir de maladies incurables, moyennant une dépense de deux centimes par jour ? Mais si vraiment ces prix vous effrayent, n'avez-vous pas, dans le Nord, la grande société philanthropique Electro-homéopathe, qui vous donnera, ainsi qu'elle le dit, pour rien des remèdes plus perfectionnés que ceux de Bologne ?

Lisez une copie des 100,000 *exemplaires* d'un opuscule publié par l'association du Nord et vulgarisé par l'entremise de ses agents dans le Midi, MM. Sauter, Bérard, Martignoli, de la maison Martinetti et tant d'autres, et, au lieu de vous effrayer (ce qui nuit à la santé), de cette augmentation, vous en serez enchantés et vous vous adresserez aux remèdes vraiment efficaces et perfectionnés de MM. Sauter, Bérard, etc.

Allons, bannissez toute crainte.

L'Administration.

(Extrait de l'Electro-homéopathie, de Bologne, n° du 15 novembre 1883.)

REVUE FRANÇAISE
D'ÉLECTRO·HOMÉOPATHIE

L'ÉLECTRO-HOMÉOPATHIE EN 1883

A la fin de chaque année, après un long voyage, au lendemain d'un événement marquant et parfois décisif dans son existence et pour sa fortune, tout homme sensé et réfléchi s'impose le devoir et l'habitude de se recueillir, de faire un sérieux retour sur lui-même, de dresser le bilan de sa situation et d'arrêter le compte financier et moral de ses profits ou de ses pertes à cette date solennelle. Pour le croyant, il s'agit d'un examen de conscience ; pour le commerçant, d'un inventaire ; pour l'homme d'affaires, d'un état de situation ; pour le savant, d'un tableau statistique ; pour le moraliste, pour le publiciste et pour le dramaturge, d'une Revue philosophique, politique ou sério-comique de fin d'année.

C'est une simple Revue de fin d'année que nous nous proposons, nous aussi, de donner à nos amis et lecteurs, en exposant, dans un compte rendu fidèle et consciencieux, au point de vue qui nous semble devoir les intéresser le plus, le tableau, non pas fantaisiste, mais réel, impartial, de la marche en avant, des progrès positifs et scientifiques, de la diffusion et de la propagation de la médecine électro-homéopathique à travers le monde, durant l'année dont nous allons atteindre le terme.

Dans cette tâche, dont nous ne méconnaissons ni les

12

difficultés, ni les périls, peut-être, mais dont il ne nous est permis, — aujourd'hui moins que jamais, — de décliner le devoir ou la responsabilité, nous avons la confiance intime de nous sentir aidés, soutenus, encouragés, non seulement par les publications des journaux périodiques, français et étrangers, qui nous ont précédés ou suivis, par la solidarité de tous les partisans, anciens et nouveaux, de la médecine de l'avenir, mais encore par l'ardeur même de la lutte engagée sur cette question vitale, d'un intérêt universel ; par la nécessité d'enlever les hésitants, d'affermir les timides, de grouper les bonnes volontés isolées, d'organiser une armée compacte avec laquelle il faille désormais compter, et qui soit capable, en appréciant ses forces, de vaincre au jour marqué par la Providence, la routine, les dédains, le silence et les hostilités systématiques.

Pour peu qu'on veuille bien tenir compte du courant d'opinion publique qui s'est établi en faveur des idées et des découvertes du Comte Mattei, qui n'ont à ce jour que vingt-cinq ans de date et dix ans à peine de publicité active, en dehors de l'Italie où elles ont pris naissance ; des innombrables malades qui ne cessent de consulter leur vénérable auteur, par correspondance, ou d'affluer, pour le consulter en personne, au château de la Rocchetta, comme dans l'antiquité, on voyait les malades affluer aux temples médicaux de Delphes, de Cos ou d'Epidaure ; pour peu qu'on prête l'oreille aux milliers de voix qui s'élèvent de toutes les parties du globe en accents de supplications, pour implorer les bienfaits de sa médecine sur toutes les maladies inexorables qui affligent l'humanité, ou en accents de reconnaissance, parfois délirante, pour des guérisons qui semblent tenir du prodige ; pour peu qu'on veuille croire aux témoignages nombreux de personnages véridiques, autorisés et non prévenus, qui attestent les services et les bienfaits que cette médecine rend, non seulement aux malades sédentaires, mais encore aux voyageurs, aux navigateurs, aux missionnaires, aux pèlerins, éloignés et privés de tout secours médical, dont la plus faible partie est seule consignée dans le *Bulletin* de Bologne ou dans les diverses Revues électro-homéopathiques ; on devra reconnaître, sans hésiter, que l'année 1883, bien loin de laisser à désirer, si on la compare aux années précédentes, aura été, au contraire, progressivement plus heureuse et plus favorable pour la nouvelle médecine expérimentale.

Il ne nous appartiendrait pas de corroborer de notre propre témoignage cette progression évidente de l'électro-homéopathie , en signalant le volumineux dossier de notre correspondance médicale avec des clients de tous les points de la France, et des contrées même très éloignées, durant cette année, et les faits non moins probants de notre pratique locale, sinon pour démontrer que nous sommes en situation d'être bien renseignés personnellement et de ne point nous faire illusion sur la propagation rapide autant que générale de la thérapeutique nouvelle.

Nous préférons en appeler, sur ce point, aux attestations si autorisées de nos confrères de tous les pays du monde, qui étudient et pratiquent, sans parti pris d'exclusivisme, cette thérapeutique , qui s'y sont ralliés avec conviction et confiance en sa valeur, et auxquels elle devra d'entrer dans une voie scientifique et positive, spécialement à nos confrères et collaborateurs français, surtout à notre savant collègue et ami, le Dr Landry, qui tient droit et ferme le drapeau de l'électro-homéopathie dans sa Revue du Nord de la France.

Que ceux de nos confrères qui ont adhéré à notre *Revue française* et nous font l'honneur de nous lire, veuillent bien agréer, avec tous nos remerciments pour cette confraternelle adhésion, le vœu que nous formons aujourd'hui, qu'ils deviennent tous les collaborateurs actifs de la *Revue française,* qui leur est largement et cordialement ouverte.

Nous devons un souvenir particulièrement cordial à M. le Dr Rodolphe Held, de Rome, le praticien vétéran de l'électro-homéopathie originelle, dont il a conservé précieusement toutes les traditions, l'un des premiers médecins qui aient adhéré aux idées nouvelles du comte Mattei, et assisté aux cliniques et aux cures surprenantes de l'hôpital Sainte-Thérèse, au sein de la Ville éternelle, où, dans sa résidence du palais Poli, il nous rappelait, il y a tout juste deux ans, par sa conversation pleine de verve, les circonstances et les détails, trop oubliés aujourd'hui, des débuts publics de la médecine nouvelle aux yeux des multitudes émerveillées. Nous n'avons oublié, nous, ni ses récits et ses appréciations d'alors, ni les encouragements et les conseils dont il accompagnait cette année son adhésion sympathique à notre œuvre, et nous tâcherons toujours d'en faire notre profit, pour notre gouverne, et dans l'intérêt de nos lecteurs.

Enfin, nos premiers abonnés, étrangers pour la plupart à l'éducation médicale et à la pratique professionnelle de la médecine, dont la bienveillante adhésion et le concours actif nous ont permis de tenter, avec une hardiesse et une confiance dont nous comptons avoir, d'année en année, à nous applaudir davantage, une entreprise hasardeuse et considérée d'avance par beaucoup de gens comme téméraire et condamnée à un échec probable, ils n'ont pas des droits moins incontestables à notre sympathie, à notre gratitude et à notre dévoûment que nos confrères, investis des diplômes des Facultés et qui ont fait toutes leurs preuves de savoir et d'expérience consommée en l'art médical.

Car ils ont attesté, par leur exemple spontané, que nous comptons bien voir devenir persistant et contagieux dans leur entourage, qu'ils savent apprécier à sa véritable valeur cette œuvre d'humanité, de désintéressement, qui n'a pour but que d'évoquer le procès d'une doctrine qui intéresse au plus haut point tout homme soucieux de sa vie et de sa santé, en portant sur l'art de

guérir les maladies, tout au moins de soulager les infirmités et de calmer les souffrances humaines.

C'est à l'opinion publique de juger, en dernier ressort,
un procès qui, à cette heure, s'instruit dans toutes les
parties du monde, au grand jour de l'expérience et de
l'observation, mises à la portée de tout homme de bonne
foi et de bonne volonté. C'est à elle d'amener, par sa pro-
testation éclatante et sa persuasion pacifique, les représentants reconnus de la science et de l'art de guérir, à
compter avec sa conviction universelle et consciencieu-
sement faite, ou de condamner sans appel une innovation
qui serait un péril général, si elle n'était qu'une erreur
de plus dans la liste énorme des hérésies scientifiques.

Mais, grâce à Dieu, qui a mis certainement à côté de
toutes nos misères leurs vrais remèdes, en laissant à notre liberté le soin de les chercher, les innombrables soupi-
rants d'une médecine providentielle et naturelle, peuvent
s'assurer tous les jours que la méthode nouvelle, en faisant la part des exagérations inévitables en toute innovation, doit être une des phases, une des étapes, sinon le
dernier pas et le dernier mot dans cette voie de recherches de la véritable médecine humaine, qui se révélera
quelque jour, nous en avons l'assurance, en sa triom-
phante certitude.

En somme, le succès sans précédent d'une rénovation
médicale opérée en dehors de toute école et de toute
coterie étroites, en dépit du mauvais vouloir, du silence
et des dédains obstinés et intéressés, et partout à la fois,
par la seule force des choses, de l'évidence et de la vérité, au moins dans les limites de notre destinée mortelle, serait en tout temps un événement notable ; mais
nous avons le droit de dire que c'est un fait historique
remarquable, une date qui devra marquer dans une époque troublée comme la nôtre, et dans des années agitées
par tant de révolutions, d'inventions homicides, d'engins
de destruction perfectionnés, par un déchaînement de
passions haineuses et subversives, qui ne prêtent guère

aux études et aux conquêtes pacifiques, et comptent pour si peu la vie humaine.

La DIRECTION.

UN MONUMENT A L'ÉLECTRO-HOMÉOPATHIE

On me reprocherait, non sans raison, et je ne me pardonnerais guère de clore cette première année de la Revue sans avoir signalé, autrement que par une annonce banale, et sans avoir salué comme un présage de triomphe assuré, et prochain peut-être, le livre magistral, original et savant que M. le Comte Mattei vient de faire paraître à Nice, en langue française, sous son inspiration et sous sa dictée, dit-il dans sa sobre préface, et qu'il dédie à tous ses amis, avec la mission de le protéger et de le propager dans le monde, comme une chose qui leur appartient (¹).

Mais le temps et l'espace me manquent à la fois, à la fin d'une année laborieusement occupée, pour analyser et apprécier, au point de vue philosophique et doctrinal, scientifique et littéraire, ce bon et beau livre, dont les moindres mérites sont l'absence de toute acerbe polémique, de toute discussion stérile et de tout hors-d'œuvre fastidieux, la franchise et l'honnêteté, la précision, la correction et la clarté de notre langue française, pour laquelle, cette fois, l'interprète n'a point failli à l'inspirateur ; pour le caractériser d'un mot, en laissant à la criti-

---

(¹) *Médecine électro-homéopathique* ou *Nouvelle thérapeutique expérimentale,* par le Comte Mattei, 1 vol. grand in-8°, de XXVII-512 pages, avec portrait et figures. Nice, Eugène Gauthier et Cⁱᵉ. Prix : 8 fr.

que le droit d'en passer les principes, la doctrine et les détails au crible et à la loupe , c'est « un livre de bonne foy », le digne couronnement d'une idée généreuse et point du tout vulgaire, un événement qui portera une date mémorable dans l'histoire des révolutions de la médecine.

A tous ceux, d'ailleurs, — et ils sont nombreux aujourd'hui, — qui aiment à se rendre compte par eux-mêmes de la valeur des découvertes et des inventions nouvelles, au lieu de s'en rapporter aux yeux et au témoignage d'autrui, je conseille simplement, moi qui suis de ceux-là, d'étudier dans ce livre, qui est en même temps un très élégant spécimen de typographie elzévirienne, la question intéressante et toute actuelle de la médecine Mattei, dont c'est le résumé complet.

A ceux qui contesteraient encore à un savant non diplômé le droit d'inventer quelque chose en dehors des Ecoles d'Etat ou des Académies et des Facultés officielles, je conseille de méditer ce curieux souvenir de la dernière Exposition internationale d'Electricité de Paris, en 1881:

Un soir, un savant quelconque terminait une dissertation à quelques personnes assemblées autour de la machine Gramme.

Un bon bourgeois s'approche du démonstrateur et lui dit :

— C'est ça, n'est-ce pas, la machine Gramme.

— Oui, Monsieur, et c'est une découverte admirable. — Là-dessus, il s'emballe et recommence à expliquer la théorie de la machine, parlant d' « intégrales », du « potentiel », des « Webers », des « Holms », des « résistances », des « Volts », etc., etc.

Le bon bourgeois écoute tranquillement. Quand ce fut fini, il sourit et dit à son interlocuteur :

— C'est très savant, tout ce que vous venez de raconter, Monsieur; mais c'est moi qui suis Gramme, et je vous affirme que jamais je ne me suis servi de tout cela pour construire ma machine.

Ahurissement du démonstrateur !

A bon entendeur, salut, et sur cette anecdote, dont la moralité peut se passer de commentaire, je souhaite une année 1884 meilleure encore que l'année 1883 pour la nouvelle médecine expérimentale, et pour tous ses amis, spécialement pour les abonnés et lecteurs de la *Revue française*, dont ils ont assuré les premiers succès et dont l'avenir est entre leurs mains.

Dr LA BONNARDIÈRE.

LA MÉDECINE VIATIQUE

DES VOYAGEURS ET DES PÈLERINS, DES MISSIONNAIRES ET DES NAVIGATEURS.

A Monsieur le Comte Mattei.

Shang-Haï (Chine), 17 avril 1883.

Monsieur le Comte,

Je crois de mon devoir de venir vous faire connaître qu'un frère Trappiste du monastère de Tamié (Savoie), que je viens d'avoir comme passager de Marseille en Chine à bord du navire que je commande, a fait, pendant toute la traversée, des guérisons véritablement miraculeuses, en employant votre méthode et vos remèdes électro-homéopathiques. Ce frère Trappiste, nommé Jean Pavin, en religion Marie-Joseph, s'est fait connaître à bord, en sauvant la vie à l'un de mes matelots, qui avait *la pierre* et que le médecin de mon navire venait de condamner, en venant m'avertir qu'il mourrait certainement avant le lendemain matin. Le frère Marie-Joseph l'a guéri en lui appliquant simplement des compresses de l'Electricité Blanche au pubis, au périnée et

au sacrum, et en lui faisant des onctions de *febbrifugo* 2
aux hypocondres.

A partir de ce jour-là, toutes les personnes malades à
bord, soit parmi les passagers, soit parmi mon équipage,
se sont adressées à ce frère, et il les a guéries *toutes sans
exception*.

J'ai été témoin de ces faits, en ma qualité de capitaine
du navire, et tout le monde, comme moi, à bord, a été
obligé de se rendre à l'évidence et de considérer vos remèdes comme parfaits.

Je suis devenu immédiatement partisan dévoué de
votre méthode. J'ai déjà guéri, moi-même, à bord, quelques indispositions, et je compte, avec un peu d'étude et
de pratique, arriver à savoir employer vos remèdes avec
connaissance de cause.

J'ai commandé au Japon (Yoko-Hama), chez M. le
comte Barbolani, quelques-uns de vos principaux remèdes, afin de pouvoir les appliquer et divulguer le plus
possible votre excellente méthode, pendant mes voyages.

Je suis officier de la marine française, j'ai été détaché
par le ministère pour commander un des paquebots-
poste de la Compagnie des Messageries Maritimes. Le
navire que je commande s'appelle l'*Ava*. Je fais des
voyages réguliers de Marseille en Chine avec ce bâtiment
toujours plein de passagers, et je puis vous affirmer que,
pendant ma dernière traversée, votre nom a été béni à
bord de mon navire par *tout le monde, sans exception*.

Quant à moi, Monsieur le comte, je vous affirme, en
toute sincérité, que je professe pour votre personne,
votre science et votre précieuse découverte, la plus profonde admiration. — Je tenais à vous le dire, considérant cette confession comme un véritable devoir envers
vous.

J'aurai l'honneur de vous tenir au courant de toutes les
guérisons qui seront faites, à bord de mon navire, parmi
mes passagers.

Veuillez recevoir, Monsieur le comte, l'assurance de mes sentiments dévoués et bien respectueux.

———

Octobre 1883.

Monsieur le Comte,

Je viens d'accomplir une nouvelle traversée de Marseille en Chine et retour à Marseille, en passant par les ports de Naples, Port-Saïd, Suez, Aden, Colombo, Singapour, Saïgon, Hong-Kong et Shang-Haï. Nous avons eu à supporter, tant à l'aller qu'au retour, quelques mauvais temps pendant lesquels bon nombre de mes passagers ont éprouvé cette maladie, déclarée jusqu'ici incurable, et que l'on nomme : « *mal de mer* ». J'ai, d'après vos conseils, tenté de les délivrer de ce mal insupportable en leur faisant prendre, aux uns, 20 globules de Antiscrofoloso N. 1 à sec ; aux autres, un seul globule de ce remède en première dilution ; aux derniers, enfin, 10 globules dilués dans un verre de vin de Bordeaux. Je crois que ces trois méthodes se valent à peu près ; je serais cependant porté à donner la préférence à la première manière d'appliquer le remède. J'ai obtenu pour quelques personnes la guérison complète ; pour quelques-unes un soulagement fort sensible, et pour d'autres, au contraire, mes efforts sont restés sans résultats. Mais j'ai tout lieu de supposer qu'en changeant le numéro de l'Antiscrofoloso, en essayant les numéros 2, 3, 4, 5 ou 6, suivant les tempéraments, j'aurais vu mes tentatives couronnées de succès. Je n'avais malheureusement, à ma disposition, qu'une fort petite quantité de ces antiscrofuleux autres que le numéro 1, et n'ai pu, par conséquent, tenter l'expérience. Mais je la ferai pendant le voyage en Australie que je vais entreprendre dans quelques jours, et je m'empresserai, à mon retour, de venir vous rendre compte des résultats, bons ou mauvais, que j'obtiendrai pendant cette nouvelle traversée.

Durant le voyage que je viens de terminer, j'ai obtenu des guérisons rapides et durables d'une assez grande quantité de maladies.

En voici quelques exemples :

1º Un enfant de 4 ans, Hollandais, nommé P. Dates, se rendant de Marseille à Batavia avec ses parents, était atteint depuis 14 jours d'une otite excessivement douloureuse. Il ne cessait de souffrir et excitait par ses cris la pitié des autres passagers. Ses parents, voyant l'inefficacité absolue des « palliatifs » donnés par le médecin du bord, se sont adressés à moi. Eh ! bien, chose incroyable, six gouttes d'électricité bleue sur le sommet du crâne, deux ventouses d'électricité blanche contre l'apophyse mastoïde et une injection d'Antilinfatico dans l'oreille ont suffi pour enlever « subitement » la douleur qui n'a plus reparu ;

2º M. l'abbé Conraux, missionnaire catholique à Shang-Haï, avait la tête couverte de clous. Le sommeil lui était devenu impossible depuis huit jours. Par le seul traitement interne de l'Antiscrofoloso nº 1, alterné avec l'Antiangioitico nº 3, il a été complètement guéri en 48 heures.

. . . .

Mais je m'arrête, car cette lettre serait interminable si je voulais vous citer toutes les guérisons qui se sont produites pendant le voyage.

Je me borne donc à vous répéter ce que je vous disais dans ma dernière lettre ; c'est que vos remèdes sont parfaits et que toutes les personnes qui ont « *vu* » les guérisons s'accomplir sont absolument décidées à les substituer à ce tripotage à mille théories que la vieille science appelle sa matière médicale.

Veuillez agréer, M. le Comte, la nouvelle assurance de

mes hommages bien respectueux et continuer à me compter au nombre déjà si grand de vos admirateurs.

BRETEL,

Officier de marine, Commandant aux
Messageries Maritimes.

CHRONIQUE DE SAISON

Voici l'époque venue où, entre l'année près d'expirer et l'année prochaine qui va s'ouvrir, les almanachs vont faire rage et merveille ; il en pleut, il en neige, il en pullule, il en foisonne, il en sort à tous les pas, de dessous terre, partout, pour tout le monde, pour tous les goûts et pour toutes les bourses. Avec les calendriers modestes et les almanachs plus ou moins somptueux, artistiques, pittoresques ou prophétiques, la chronique de saison est tout entière aux calculs, aux prévisions, aux pronostics du temps qu'il fera ou qu'il pourra faire l'an prochain, aux paris scientifiques entre météorologistes et observateurs de haute volée, comme entre les Mathieu Laensberg et les Mathieu de la Drôme, qui continuent, à la bonne franquette, pour leur éternelle clientèle du commun des fidèles, les traditions et l'industrie des doubles Almanachs bâlois et liégeois.

Puisqu'on est aux pronostics et qu'on en met partout, pour ne point faillir à une tradition respectable après tout, nous espérons faire plaisir à nos lecteurs en leur communiquant quelques prévisions, choisies entre mille, de celles qui peuvent le plus les intéresser dans une Revue médicale au point de vue de l'hygiène et de l'actualité.

Calcul facile des années bissextiles. — On peut, à défaut de calendrier ou d'almanach quelconque, savoir immédiatement si telle année, à partir de l'établissement du Calendrier grégorien (1582), a été ou sera bissextile.

Si le nombre exprimé par les deux derniers chiffres du millésime est un multiple de 4, ou, en d'autres termes, s'il est exactement divisible par 4, l'année a été ou sera bissextile.

Ce calcul est facile à vérifier pour l'année prochaine, 1884, qui sera, en effet, une année bissextile.

———

Pronostic du temps probable. — Le maréchal Bugeaud, dont la devise bien connue : « *Euse et aratro* » pouvait lui servir d'armes parlantes, n'était pas moins excellent météorologiste que savant agriculteur et grand capitaine.

Il a formulé une loi empirique au moyen de laquelle on peut pronostiquer le temps, et dont nous ne pouvons, bien entendu, garantir l'exactitude constante, mais dont les observateurs feront bien de tenir compte... et les médecins aussi, pourrions-nous ajouter, car rien n'est à négliger en hygiène et en pathologie climatériques et saisonnières.

« Si, dit le maréchal, le 6ᵉ jour de la lune est de tous points semblable au 5ᵉ, on verra, 11 fois sur 12, le temps, pour le reste de la lunaison, se comporter comme il l'a fait au 5ᵉ.

« Si le 6ᵉ jour est semblable au 4ᵉ, on peut compter que 9 fois sur 12, la température de la lunaison se réglera sur celle du 4ᵉ jour. »

Avis aux personnes à idiosyncrasies sensitives et barométriques, pour lesquelles ces pronostics pourront être, suivant les cas contraires, une espérance ou une consolation , ou du moins une raison de précautions hygiéniques et de résignation contre leur impressionnabilité trop vive.

———

Prévisions pour l'hiver de 1883-1884. — Un autre savant officier, qui s'est fait récemment connaître par ses calculs et prévisions sur les tremblements de terre, M. le capitaine Delauney, se croit autorisé, par ses calculs, à dire que l'hiver actuel sera d'une assez grande rigueur. Il estime qu'il devra offrir la plus grande ressemblance avec celui de 1826-1827. Or, si l'on se reporte aux observations faites à cette dernière époque, on constate qu'à Paris, le nombre des jours de gelée s'est élevé à 53, dont 33 consécutifs ; cependant, la température ne descendit pas au-dessous de 12°7 ; pendant près de deux mois, la sécheresse fut remarquable.

En résumé , le capitaine Delauney nous prédit un hiver sec et froid. Ces hivers-là ne sont pas les plus désagréables, aussi doit-on en accepter favorablement l'augure.

———

Emigration hivernale. — Affaire de latitude :

La scène se passe en Laponie.

Un habitant du pays vient de monter sur son traîneau, qui est chargé de bagages.

— Vous partez ? lui demande un de ses amis, qui venait lui faire visite.

— Oui, répond-il d'une voix enrouée ; j'ai la poitrine en fort mauvais état, et mon médecin m'a ordonné de passer l'hiver dans les pays chauds.

— Et vous allez ?

— A Saint-Pétersbourg !

Dʳ da Buenardor.

———※———

TABLE DES MATIÈRES

(Première année)

ORGANISATION DE LA REVUE.

ÉTUDES GÉNÉRALES, HISTORIQUES, COMPARÉES, ACTUELLES ET RÉTROSPECTIVES.

ÉTUDES PRATIQUES SUR LA MÉDECINE NOUVELLE.

ÉTUDES D'HYGIÈNE PRATIQUE.

VARIÉTÉS.

N° 12.   Première année.   Décembre 1883.

REVUE FRANÇAISE
D'ÉLECTRO - HOMÉOPATHIE
MÉDECINE NOUVELLE
Du comte MATTEI

———×——

DIRECTEUR : M. LE D^r LA BONNARDIÈRE.

La REVUE paraît à la fin de chaque mois.

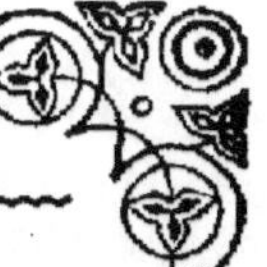

SOMMAIRE DU N° 12.

ON S'ABONNE, A :

NICE. — *Au dépôt général du comte Mattei, rue Gioffredo, 40.*

GRENOBLE. — *A la Direction du Journal, place des Tilleuls, 3;*

   A l'imprimerie Gabriel Dupont, rue des Prêtres, 1.

BARCELONE (Espagne), *M. Pietro Ponzio, paseo de Gracia, 109.*

PRIX DE L'ABONNEMENT

UN AN........ **7 FR.** | SIX MOIS.... **3 FR. 50**

GRENOBLE

IMPRIMERIE GABRIEL DUPONT, RUE DES PRÊTRES, 1

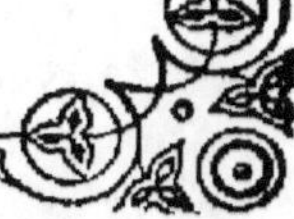

1883

J. VIGON & Cie

Représentants du Comte MATTEI

DÉPOT GÉNÉRAL

DE SES

REMÈDES ÉLECTRO-HOMÉOPATHIQUES

NICE — 40, rue Gioffredo, 40 — NICE

PRIX COURANT

Pharmacie de poche modèle n° 1, contenant 20 tubes globules et 5 flacons électricités.............. **60 fr.**
Pharmacie de poche modèle n° 2, contenant 20 demi-tubes globules et 5 flacons électricités .... **40 fr.**
Pharmacie de poche modèle n° 3, contenant 12 tubes globules. .... **27 fr.**
Pharmacie de poche modèle n° 4, contenant 12 demi-tubes globules .... **15 fr.**

    Electricités en flacons de 15 à 20 grammes, chaque.. **3** fr.
    Globules en tubes........................... **2**
    Globules en 1/2 tubes **1**

On trouve ces mêmes remèdes et aux mêmes prix à notre succursale, à Paris, 213, rue Saint-Honoré.

On peut expédier par la poste jusqu'à 50 tubes globules, ou deux flacons électricités et 6 tubes globules. Au-dessus de ces quantités, les envois sont faits par chemin de fer, tarif des petits paquets, ou par colis postal.

Pour les envois par la poste, ajouter en plus, pour frais de port et assurance : pour les globules, 50 cent. ; pour un flacon électricité, 75 cent.; pour 2 flacons, 1 fr.; pour 3 flacons, 1 fr. 25.

Par colis postal, port et emballage compris : en gare, 1 fr.; à domicile, 1 fr. 25.

Par tarif des petits paquets : en gare, 1 fr. 25; à domicile, 1 fr. 50.

Les envois sont faits contre remboursement ou mandat-poste ; le mandat-poste est plus avantageux.

N. B. — *Les factures non payées dans la quinzaine seront mises en recouvrement par la poste, aux frais du destinataire.*

The principles of Electro Homœopathy a new Science discovered by Count Cesar Mattei from Bologna, 4 fr.; *franco* par la poste, 4 fr. 25.

NOUVEAU GUIDE PRATIQUE

DE

L'ÉLECTRO - HOMÉOPATHIE

PAR

Le comte César MATTEI, de Bologne.

NUEVA GUIA PRACTICA

DE

LA ELECTRO-HOMEOPATIA

DEL

Conde César MATTEI de Bolonia

autor de esta

NUEVA CIENCIA

que cura la sangre y sana el organismo.

12665. — Grenoble, impr. typogr. et lithogr. de G. DUPONT.